Wieder Land sehen

Christian Firus

# Wieder Land sehen

## Selbsthilfe bei Depressionen

Patmos Verlag

**VERLAGSGRUPPE PATMOS**

PATMOS
ESCHBACH
GRÜNEWALD
THORBECKE
SCHWABEN
VER SACRUM

Die Verlagsgruppe
mit Sinn für das Leben

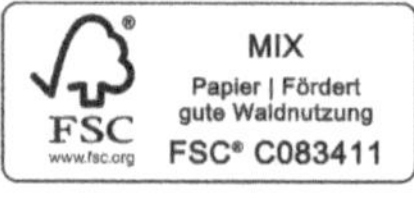


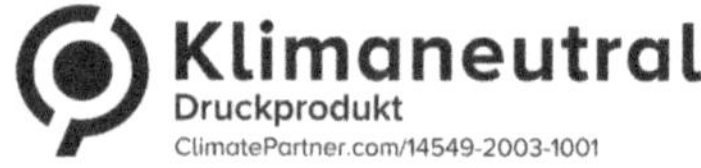


Die Verlagsgruppe Patmos ist sich ihrer Verantwortung gegenüber unserer Umwelt bewusst. Wir folgen dem Prinzip der Nachhaltigkeit und streben den Einklang von wirtschaftlicher Entwicklung, sozialer Sicherheit und Erhaltung unserer natürlichen Lebensgrundlagen an. Näheres zur Nachhaltigkeitsstrategie der Verlagsgruppe Patmos auf unserer Website www.verlagsgruppe-patmos.de/nachhaltig-gut-leben

4. Auflage 2023

Verlagsgruppe Patmos in der Schwabenverlag AG, Ostfildern
www.verlagsgruppe-patmos.de

Umschlaggestaltung: Finken & Bumiller, Stuttgart
Umschlagmotiv: © shutterstock
Druck: CPI books GmbH, Leck
Hergestellt in Deutschland
ISBN 978-3-8436-0742-1 (Print)
ISBN 978-3-8436-0743-8 (eBook)

*Für Antje, Nicolai und Julianna*

## Zauberformel gegen Entmutigung[1]

Verbünde dich
Mit der Hoffnung
Lass dich nicht einfangen
Im Netz der Zweifel
Schlage dich ins Gebüsch
Der guten Erinnerungen
Tauche ab
In die Wellen zweckfreien Spiels
Birg dich
In den Umarmungen deiner Lieben
Grabe
Nach den Schätzen in dir
Hüte dein Feuer
Zünde ein Licht an in der Dunkelheit
Singe ein Lied
Lass die Traurigkeit Platz nehmen
Schau der Angst ins Gesicht
Geh in den Zauberwald der Worte
Verdichte deine Furcht
Mach sie schön
Habe Geduld mit dir selbst
Sei gut zu dir
Hör nicht auf zu beten
Gib deine Schwäche
In die Hand dessen der stärker ist
Bitte um Verwandlung

Christine Ruppert

# Inhalt

Wichtiger Hinweis:

Die im Buch enthaltenen Informationen und Ratschläge wurden sorgfältig geprüft. Verlag und Autor sind jedoch nicht haftbar zu machen für Irrtümer oder negative Folgen, die sich aus der Anwendung der dargestellten Informationen oder Ratschläge ergeben. Sämtliche Übungen und Unterstützungsmaßnahmen werden von Leserinnen und Lesern auf eigene Verantwortung durchgeführt.

# Vorwort

Als meine Lektorin mich fragte, ob ich einen Ratgeber zum Umgang mit Depressionen schreiben könne, dachte ich zuerst: Warum ein weiteres Buch zu diesem Thema? Dann allerdings begann ich die Idee immer besser zu finden und mir wurde klar, dass es mit diesem Thema wie mit den meisten ist – es gibt unterschiedliche Sichtweisen, unterschiedliche Perspektiven, unterschiedliche Herangehensweisen und es gibt unterschiedliche Menschen. Niemals können alle Betroffenen mit einem Ratgeber alleine ihren Weg ins Thema und einen besseren Umgang mit ihren Beschwerden finden. Es ist genauso wie mit den vielen Psychotherapeuten – ich muss den für mich passenden finden, sonst wird es mit der gut gemeinten Hilfe nicht klappen.

Außerdem ist das Thema zu wichtig, als dass man es nicht auf andere Weise, mit einem anderen Behandlungsansatz noch einmal vertiefen kann, ja sogar muss. Denn immer noch nimmt sich in Deutschland etwa alle 45 Minuten ein Mensch das Leben, mindestens die Hälfte von ihnen leidet an einer Depression!

Es wird in diesem Buch ganz wesentlich um den Aspekt der Selbstfürsorge gehen. Damit möchte ich keinesfalls einem ungezügelten Egoismus das Wort reden, sondern vielmehr für einen wohlwollenden, fürsorglichen Umgang mit sich selbst werben. Selbstfürsorge ist nicht zu verwechseln mit Selbstoptimierung, der man heute kaum noch entgehen kann, und auch nicht mit Selbstausbeutung, auf die man zunehmend unter dem Deckmantel von mentalen und körperlichen Fitnessangeboten gerade auch in der

Wirtschaftswelt trifft. Vielmehr geht es mir darum, zu zeigen, dass ein erster Schritt raus aus der Depression mit einem ernst gemeinten Sichsorgen um die eigene Person gelingen kann. Ja, dass eine Depression geradezu ein Türöffner sein kann, sich endlich um sich selbst und seine Bedürfnisse zu kümmern. Depressionen können dazu führen, dass Sie, um wieder gesund zu werden, nicht nur »wieder Land sehen«, sondern Neuland betreten und Ihr Leben verändern.

Schließlich besteht trotz aller Aufklärung zum Thema Depression und trotz einiger Outings prominenter Persönlichkeiten zur eigenen Depression unverändert eine erhebliche Stigmatisierung fort. Wenn zum Beispiel angehende Lehramtskandidaten eine Psychotherapie aus eigener Tasche zahlen, damit nirgends ein »falscher Eintrag« in ihren Akten auftaucht, der der Verbeamtung entgegensteht, dann handelt es sich um eine Stigmatisierung. Sie besagt, dass Menschen mit psychischen Problemen, wie zum Beispiel einer Depression, nicht leistungsfähig genug für unsere Gesellschaft sind.

Auch dem möchte ich mit diesem Buch entgegentreten. Depressionen können jeden treffen, sie sind kein Zeichen von Schwäche oder Versagen. Sie verursachen einerseits Leiden, bergen auf der anderen Seite allerdings auch Potentiale für Wachstum und Veränderung. Auch dazu möchte ich mit diesem Buch ermutigen.

Mögen Sie, wenn Sie von einer Depression betroffen sind, wieder Land sehen! Es lohnt sich, darauf zuzusteuern.

# 1. Woran Sie erkennen, dass Sie an einer Depression leiden

*Der Schmerz der Seele ist schlimmer*
*als der Schmerz des Körpers*
Publilius Syrus, 1. Jh. vor Chr.

In dem Hollywood-Film »Der Biber« geht es um Auswirkungen und Auswege aus einer depressiven Erkrankung. Walter Black, gespielt von Mel Gibson, ist Leiter einer Spielzeugfabrik und Familienvater. Er leidet unter einer chronischen Depression, die mit zunehmender Filmdauer immer stärker wird. Schließlich ist er kaum mehr in der Lage, zu kommunizieren und seinen Beruf auszuüben. Sprachlosigkeit macht sich breit und die Familie verliert ihren Zusammenhalt. Als seine Frau Meredith, dargestellt von Jodie Foster, sich von ihm trennt, flüchtet Walter mehr und mehr in den Alkohol, schließlich versucht er sich das Leben zu nehmen.

Doch dann findet er in einem Mülleimer eine Biber-Handpuppe. Mit ihrer Hilfe beginnt er, mit anderen Menschen in Kontakt zu treten und den Alltag allmählich wieder zu bewältigen. Die Handpuppe wird zu einem zweiten Ich, das vieles von dem verkörpert, das er selbst vermeintlich nicht besitzt: Selbstbewusstsein, Kontaktfähigkeit, Kreativität etc. Auf diese Weise entwickelt sich wieder eine bessere Beziehung zu seiner Familie. Allerdings übernimmt der Biber mehr und mehr die Kontrolle über Walters Leben. Als er diese Abhängigkeit erkennt, versucht er, sich von der Puppe zu trennen.

Walters älterer Sohn Porter lehnt seinen Vater und dessen für ihn peinliches Verhalten lange Zeit ab. Doch als die von ihm verehrte Norah, für die er eine Abschlussrede an der Schule geschrieben hat, öffentlich diesen Betrug gesteht und gleichzeitig über ihr Trauma durch den Verlust ihres verstorbenen Bruders spricht, erkennt Porter die Bedeutung familiärer Bande und beginnt seinen Vater zu verstehen. Erstmals entwickelt sich eine echte und offene Beziehung zwischen Vater und Sohn. Auch dadurch gelingt es Walter, wieder in sein normales Leben zurückzukehren.

Dieser eindrucksvolle und stellenweise auch sehr berührende Film aus dem Jahr 2011 greift das Thema Depression mit vielen seiner Facetten auf. Er beschreibt eindrücklich, welche Auswirkungen vor allem die Sprachlosigkeit, die häufig mit Depressionen einhergeht, haben kann. Diese Sprachlosigkeit der Betroffenen und Angehörigen zu durchbrechen, ist ein wesentliches Anliegen dieses Buches. Allerdings bedeutet die Konfrontation mit der Depression nicht selten einen deutlichen Einschnitt ins bisherige Leben. Auch dies zeigt der Film eindrücklich. Gleichzeitig vermittelt der Film eine zentrale Botschaft, die sich auch durch das gesamte Buch ziehen soll: Sie sind mit Ihrer Depression nicht allein und es gibt viele Wege aus Sprachlosigkeit, Rückzug und depressiver Verzweiflung!

Depressionen sind häufig. Neuste Studien gehen davon aus, dass in Europa innerhalb eines Jahres etwa sieben Prozent der Bevölkerung an einer Depression erkranken.[2] Andere Studien zeigen, dass die Wahrscheinlichkeit im Laufe seines Lebens eine Depression zu bekommen, bei etwa fünfzehn Prozent liegt.[3] Die Weltgesundheitsorganisation erkennt in der Depression eine der weltweit häufigsten Erkrankungen, die mit einer »beeinträchtigten Lebenszeit« (gemessen anhand der sogenannten »disability adjusted life years«) einhergeht. Die WHO geht auch davon aus, dass die Beeinträchtigung durch depressive Erkrankungen in den kommenden Jahren weiter zunehmen wird.

Depressionen sind nicht nur weit verbreitet, sie werden immer noch häufig nicht erkannt und verlaufen auch deswegen oft chronisch. Tragisch ist dieser Verlauf nicht nur wegen des damit einhergehenden Leidens für die Betroffenen und ihr direktes Umfeld, sondern auch deswegen, weil die Depression eine gut behandelbare Erkrankung ist, für die es mittlerweile viele wissenschaftlich anerkannte therapeutische Wege gibt.

Woran können Sie erkennen, dass Sie an einer Depression leiden? Ist jeder Verstimmungszustand schon ein Hinweis auf eine Depression? Ganz sicher nicht! Vielmehr sind Stimmungsschwankungen ein natürlicher Teil unseres menschlichen Erlebens. Sie sind sogar Ausdruck seelischer Gesundheit, die sich in einer großen Bandbreite von Gefühlen ausdrückt. Wer keine schlechten Tage oder Enttäuschungen kennt, vermag auch keine tiefe Freude oder Glücksmomente zu erleben. Wer hat nicht schon die Erfahrung gemacht, dass die aus einem tiefblauen Himmel scheinende Sonne nach einigen Tagen Regen unsere Stimmung auf eine ganz besondere Weise hebt, ebenso wie das Wiedererwachen der Natur nach langen Wintermonaten. Unser Leben spielt sich in einem Pendeln zwischen unterschiedlichen Polen ab. Bleibt das Pendel an einer Stelle längere Zeit stehen, ist der Lebensfluss gestört. Dauerhaftes Glück ist nicht möglich und vermutlich auch nicht gesund und erstrebenswert: weil es dann keinen Bezugspunkt mehr gibt und die Spannung und damit die Motivation verloren geht, die uns in welche Richtung auch immer in Bewegung setzt. Aber auch ein länger dauerndes Verharren in bedrückter oder gar düsterer Stimmungslage ist nicht natürlich.

Depressionen zeichnen sich durch eine über mindestens zwei Wochen anhaltende deutliche Veränderung auf verschiedenen Ebenen des menschlichen Erlebens aus.

- In der Regel zeigen sich diese Veränderungen auf einer **körperlichen Ebene**, zum Beispiel in einer Störung des Nachtschlafs, in Veränderungen von Appetit und Gewicht bis hin zu Veränderungen in der Sexualität. Dies ist unter anderem ein Grund dafür, warum sowohl Betroffene als auch ihre Ärzte oftmals längere Zeit nach einer körperlichen Ursache der Beschwerden suchen und zunächst gar nicht an eine seelische Erkrankung denken.
- Weiter können sich Veränderungen auf der **Verhaltensebene** zeigen, die Außenstehenden sogar eher auffallen können als einem selbst. Betroffene ziehen sich oft aus sozialen Aktivitäten zurück, sagen Freizeitbeschäftigungen immer häufiger ab, vernachlässigen ihre sportlichen Aktivitäten oder ihre Hobbys. Dennoch klagen manche gleichzeitig über eine quälende innere Unruhe, die sie auf Trab hält, ohne dass sie in guter Weise »produktiv« sind.
- **Psychische Veränderungen** gehen damit Hand in Hand. So entwickelt sich häufig eine anhaltend gedrückte Stimmung, nicht selten allerdings auch eine zunehmende Gereiztheit, die viele überhaupt nicht an eine Depression denken lässt. Gerade aber eine solche Gereiztheit, die man an der Person früher gar nicht kannte, ist vor allem bei Männern ein typisches Zeichen einer Depression! Auch depressiv gefärbte Ängste treten auf, zum Beispiel den Anforderungen des Alltags und manchmal des Lebens nicht mehr gewachsen zu sein, sich und vielleicht seine Familie deshalb nicht mehr ernähren zu können, generell nicht mehr lebenstauglich zu sein etc. Die Fähigkeit, sich über Dinge zu freuen und eigene Interessen aktiv wahrzunehmen, verändert sich und kann mit der Zeit ganz verloren gehen. Der Antrieb leidet, viele Betroffene berichten, dass sie sich zu den

normalen Dingen des Alltags zwingen müssen. Manchen gelingt dies nicht mehr und sie bleiben tatsächlich im Bett liegen, ohne dass dies Erholung und Regeneration mit sich bringt. Im Gegenteil, die Erschöpfung nimmt zu. Mit der Zeit entwickeln sich Selbstzweifel bis hin zu Selbstunsicherheit und Selbstvorwürfen. Verbunden ist dies nicht selten mit dem Gefühl, selbst an der Misere schuld zu sein. Gleichzeitig schämen sich Betroffene, sich mit ihrem Dilemma anderen anzuvertrauen. Sie fühlen sich für diese »vermeintliche Schwäche« selbst verantwortlich.

- Schließlich zeigen sich depressive Symptome auch in einer **Veränderung des Denkens** über sich selbst und seine Umwelt. Die Brille, durch die man die Welt wahrnimmt, ist sozusagen dunkel geworden, man betrachtet sich selbst negativ und sieht nur das vermeintlich eigene Versagen. Die »sonnige Welt« der anderen scheint unerreichbar, die Kluft zur positiven Seite des Lebens unüberwindbar. Häufig bestehen auch tatsächliche Einschränkungen in Konzentration, Aufmerksamkeit und planvollem Handeln, die zusätzlich verunsichern. Manchmal ist die Verzweiflung so groß, dass die Selbsttötung als einziger Ausweg erscheint.

## Auf den Punkt gebracht

Depressive Symptome werden in Haupt- und Nebensymptome untergliedert. Aus der jeweiligen Anzahl von Symptomen lässt sich die Schwere der Erkrankung ableiten.

Die Hauptsymptome der Depression sind:

- gedrückte und/oder gereizte depressive Stimmung
- deutliche Minderung oder Verlust an Interessen und Freude

- Antriebsmangel und Ermüdbarkeit

Die Nebensymptome der Depression sind:
- verminderte Konzentration und Aufmerksamkeit
- vermindertes Selbstwertgefühl und Selbstvertrauen
- Gefühle von Schuld, Scham und Wertlosigkeit
- übertriebene Zukunftsängste oder »Schwarzsehen«
- Selbstmordgedanken oder -versuche, Selbstverletzungen
- Bewegungsunruhe oder Bewegungshemmung

Darüber hinaus können auch körperliche Veränderungen auf eine Depression hinweisen:
- allgemeine körperliche Abgeschlagenheit oder anhaltende Mattigkeit und Erschöpfung
- Ein- und/oder Durchschlafstörungen, gelegentlich verbunden mit einem deutlich frühzeitigen Erwachen, ohne ausgeschlafen zu sein
- Appetitstörungen, Beschwerden im Verdauungstrakt mit Völlegefühlen, Verstopfungsneigung oder auch Durchfällen sowie Gewichtsveränderungen
- Schmerzen unterschiedlicher Art, vor allem in Kopf und Rücken
- Druckgefühle in Hals und Brust
- Störungen von Herz und Kreislauf, z.B. Herzrasen und Atemnot
- Schwindelgefühle
- Muskelverspannungen
- Sexuelle Unlust

## Was bedeutet das für Sie?

Jetzt werden Sie vielleicht zu Recht einwenden, dass man bei einer derartigen Vielzahl von Symptomen den Überblick verliert. Gleichzeitig werden Sie vielleicht das eine oder andere Symptom bei sich kennen und nun besorgt auf die Suche nach anderen gehen. Genau diese große Bandbreite an möglichen depressiven Symptomen ist ein wesentlicher Grund dafür, dass eine Depression oft nicht erkannt wird.

Deswegen eignet sich an dieser Stelle der Zwei-Fragen-Test, um eine erste Orientierung zu erhalten:

1. Fühlten Sie sich im letzten Monat häufig niedergeschlagen, traurig, bedrückt oder hoffnungslos?
2. Hatten Sie im letzten Monat deutlich weniger Lust und Freude an Dingen, die Sie sonst gerne tun?

Wenn Sie beide Fragen mit »Ja« beantworten, sollten Sie sich an Ihren Hausarzt wenden und mit ihm darüber sprechen. Dieser Test ist lediglich als Orientierung zu betrachten und gilt in dieser Form nicht, wenn Sie zum Beispiel gerade einen lieben Menschen verloren haben und darüber in Trauer sind! Denn dann sind die beschrieben Symptome wahrscheinlich Zeichen einer normalen Trauerreaktion und keine Anzeichen einer Depression. Wenn eine solche Trauer allerdings auch nach zwei Jahren unverändert mit den genannten Symptomen einhergeht, hat sich vermutlich aus ihr eine Depression entwickelt.

Es geht um die Frage, ob Sie zwischen Ihrem früheren und Ihrem heutigen Verhalten einen Unterschied bemerken. Falls ja, kann es sich um eine Depression handeln. Dies sollten Sie aber mit einem Arzt oder einem Psychotherapeuten abklären.

# 2. Unterschiedliche Verlaufsformen der Depressionen

*Die größte Sache der Welt ist, zu verstehen, was man selbst ist.*
Michel de Montaigne

Der 55-jährige Herr B. kommt zur Aufnahme in unsere psychosomatische Rehaklinik, sein Hausarzt hatte ihm den Aufenthalt nahegelegt. Doch er selbst versteht die Notwendigkeit überhaupt nicht. Psychisch sei er in Ordnung, er habe sein Leben im Griff, ginge regelmäßig seiner Arbeit nach und seinem Hobby, dem Tauchen. Die Frage, ob denn dann ein Aufenthalt in einer psychosomatischen Klinik überhaupt Sinn mache, beantwortet er mit dem Wunsch nach Gewichtsabnahme, und vielleicht gelänge es ja auch, wieder besser zu schlafen. So vergehen die ersten Tage, wie er später erzählt, auf gepackten Koffern, um jederzeit spontan die Klinik wieder verlassen zu können.

Bereits in der zweiten Woche berichtet er allerdings von Schwierigkeiten in der Partnerschaft, die ihn belasten. Er liebe seine Frau, kurz vor seiner Abreise allerdings sei die Beziehung auf einem neuen Tiefpunkt angekommen. Seine Frau brauche Hilfe. Und er? Na ja, vielleicht auch. Den Vorschlag nach einem gemeinsamen Gespräch greift er dankbar auf. In diesem Gespräch wird das Ausmaß an Sprachlosigkeit einerseits, aber auch seiner Depressivität andererseits erst richtig deutlich. Seine Frau berichtet, dass er nach der Arbeit das Sofa nicht mehr verlasse und am Familienleben nicht mehr teilnehme. Seine drei Kinder hätten ihn schon abgeschrieben und würden gar nicht mehr fragen, ob er etwas mit ihnen unternehme. Schließlich gesteht er, dass ihm eigentlich alles schwerfalle, er die Arbeit nur noch wie im Tran erledige und die Freude am Leben verloren hätte. Immer wieder frage er sich, was das alles noch solle. Dennoch sei ihm die Familie eigentlich das Wichtigste, er wisse nur nicht, wie er wieder mit ihr in Kontakt treten könne.

Plötzlich verändert sich die Gesprächsatmosphäre, die Ehepartner können einander ansehen und sich eingestehen, dass sie für ihre Beziehung kämpfen möchten. Ab da verändert sich die Einstellung zur Reha. Herr B. steigt in die Gruppenpsychotherapie ein und bricht dort erstmals sein jahrzehntelanges Schweigen. Endlich, bekennt er zum Ende des Aufenthalts, habe er begonnen, sein Schneckenhaus zu verlassen und sich einzugestehen, dass er auch als Mann Hilfe annehmen kann, ja, dass es damit leichter wird.

Depressionen treten in unterschiedlichster Form in Erscheinung. Genauso vielfältig wie die in dem vorangegangenen Kapitel beschriebenen Symptome der Depression sind auch ihre Verläufe. Im zurückliegenden Kapitel haben wir Haupt- und Nebensymptome einer Depression kennengelernt. Die Schwere der jeweiligen Erkrankung lässt sich nun aus der Anzahl der Symptome relativ leicht ermitteln. Liegen mindestens je zwei Haupt- und Nebensymptome wenigstens über einen Zeitraum von vierzehn Tagen vor, spricht man von einer *depressiven Episode*. Erhöht sich die Anzahl der Nebensymptome auf drei bis vier, handelt es sich um eine *mittelgradig depressive Episode*. Finden sich hingegen alle drei Hauptsymptome und mindestens vier oder mehr Nebensymptome, spricht man von einer *schwergradig depressiven Episode*.

Für die weitere Einschätzung von Behandlung und Verlauf ist zudem ein Blick in die eigene Vergangenheit notwendig. Gab es in der Vergangenheit bereits eine depressive Episode, spricht man in der Medizin von einer *rezidivierenden*, also wiederkehrenden *depressiven Erkrankung*. Diese

Information ist wichtig, da nun sowohl eine medikamentöse wie auch psychotherapeutische Behandlung über einen längeren Zeitraum auch im Sinne einer Rückfallprophylaxe erfolgen sollte.

Langzeitstudien weisen darauf hin, dass 50 Prozent der depressiven Patienten unabhängig von einer Behandlung nach einem halben Jahr wieder gesund sind (durch eine Behandlung verkürzt sich allerdings die Dauer). 10 bis 25 Prozent der Erkrankten leiden an einer chronischen Verlaufsform, die länger als zwei Jahre anhält, 7 Prozent leiden sogar nach zehn Jahren unverändert an ihrer Depression.[4] Da man den Verlauf nicht vorhersehen kann, sollte man sich in jedem Fall zunächst in hausärztliche Behandlung begeben.

Neben der depressiven Episode gibt es verschiedene leichte depressive Erkrankungsformen. Von einer *depressiven Anpassungsstörung* unterschiedlicher Dauer spricht man dann, wenn Menschen unter einem der genannten Hauptsymptome und zusätzlich wenigen Nebensymptomen leiden. Ausgelöst wird eine solche Phase oftmals als Reaktion auf äußere Ereignisse wie Trennungen, Arbeitsplatzverlust oder -wechsel, Tod naher Angehöriger, aber manchmal auch auf freudige Ereignisse wie Heirat oder Familiengründung.

Eine berechtigte Kritik gerade an dem erst kürzlich neu herausgegebenen amerikanischen Klassifikationssystem für psychische Erkrankungen (DSM-5) ist die zunehmende Pathologisierung an sich gesunder menschlicher Reaktionsweisen. So kann man, wenn man das genannte Klassifikationssystem zurate zieht, nun bereits nach drei Wochen anhaltender Trauer von einer depressiven Störung sprechen. Dies ist absurd und abzulehnen, spiegelt allerdings eine gesellschaftliche Tendenz eines tabuisierten Umgangs mit Tod, Sterben und Trauer wider. Nicht ohne Grund spricht man in vielen Kulturen hingegen von einem Trauerjahr und verweist damit auf die Notwendigkeit längerer Abschiedsprozesse.

Ist deswegen eine depressive Reaktion eine überflüssige Diagnosekategorie? Mit Sicherheit nicht. Auch wenn der Verlauf einer depressiven Anpassungsstörung in der Regel nur wenige Monate umfasst, kann sich ein solcher Prozess auch chronifizieren und sogar in eine depressive Episode einmünden. Dann ist die depressive Reaktion als Vorläufer zu werten. Auch wenn Menschen auf die beschriebenen Lebensereignisse immer wieder mit anhaltend leichten depressiven Verstimmungen reagieren, weist dies auf eine Veranlagung hin, die beachtet werden sollte. Denn je besser ich meine mehr oder weniger anhaltenden Stimmungsschwankungen kenne, desto eher vermag ich auch einzuschätzen, ob sich die jetzige Verstimmung von den bisherigen unterscheidet und nun unter Umständen Hilfe von außen angezeigt ist.

Ferner gibt es Menschen, die über lange Zeit, nicht selten sogar schon seit der späten Jugend oder dem jungen Erwachsenenalter an einer Form von Depressivität leiden, die ebenfalls als leichtgradig einzuschätzen ist. Man nennt dies *Dysthymie*. Diese Menschen beschreiben sich zum Beispiel als eher pessimistisch, weniger der Leichtigkeit des Lebens zugetan, sondern eher dem Schweren und Belastenden. Sie sind oft trotzdem, meist mit hohem Kraftaufwand, dazu in der Lage, berufstätig zu sein und Partnerschaften zu führen.

Dennoch kommt es auch immer wieder zu erheblichen Störungen im beruflichen und zwischenmenschlichen Bereich. Einsamkeit, Ausbildungsabschlüsse unter dem eigentlichen intellektuellen Niveau, Arbeitslosigkeit und gelegentlich auch – selbstverschuldete – Unfälle und Suizidversuche können die Folge sein. Gründe hierfür sind ein hoher Kraftaufwand für die Aufrechterhaltung der Alltagstüchtigkeit, so dass die Energie für mehr oftmals fehlt. Das Vulnerabilitäts-Stress-Modell, das Sie in Kapitel 5 kennenlernen werden, kann dies gut erklären. Auch Menschen mit Dysthymie sollten sich daher psychotherapeutisch behandeln lassen.

Bedeutsam ist diese Kategorie der Dysthymie, die man vielleicht am besten als eine depressive Persönlichkeitseigenschaft beschreiben könnte, auch deswegen, weil sie mitunter in eine depressive Episode übergehen oder sogar zusätzlich von einer depressiven Episode begleitet werden kann. Man spricht in diesem Fall von einer »doppelten Depression« (»double depression«).

Der Vollständigkeit halber sei an dieser Stelle erwähnt, dass es neben den gefühlsmäßigen Ausschlägen nach unten auch solche nach oben geben kann, die das normale Maß an Freude und Lebensglück deutlich übersteigen. In der Medizin wird dann von einer *bipolaren Störung* gesprochen, im Volksmund besser bekannt als manisch-depressive Erkrankung. Dabei gibt es unterschiedliche Formen gehobener Stimmung, die einerseits kaum merklich, andererseits derart extrem verlaufen können, dass Menschen sich in solchen Phasen verschulden und ihre gesamte Existenz gefährden. Die Frage nach bisherigen manischen oder sogenannten hypomanen Phasen in der eigenen Vergangenheit ist deswegen so bedeutsam, weil sich daraus andere Behandlungsansätze ergeben.

Schließlich gibt es bei den bisher beschriebenen Verlaufsformen nicht wenige, deren anhaltende Stimmungstiefs insbesondere in der dunklen Jahreszeit auftreten können. Auch hier handelt es sich um eine wiederkehrende depressive Erkrankung, die aufgrund ihrer jahreszeitlichen Besonderheit *saisonale Depression* oder *Winterdepression* genannt wird. Treten diese Phasen typischerweise im Herbst/Winter auf, so kann man mit einer Lichttherapie

Linderung erreichen, weil Licht den Haushalt der Hormone Melatonin und Serotonin verändert. Durch Sonnenlicht steigt der Spiegel des »Glückshormons« Serotonin, das unter anderem unsere Stimmung positiv beeinflusst. Das »Schlafhormon« Melatonin hingegen wird vermehrt ausgeschüttet, wenn es dunkel wird. Darum kann Sonnenlicht – und dem Sonnenlicht ähnliches, sehr helles Kunstlicht (Lichttherapielampe) – die Stimmung aufhellen, während Lichtmangel im Herbst und Winter auf das Gemüt schlagen kann.

Zuletzt sei darauf verwiesen, dass es auch kurze depressive Episoden von nur wenigen Tagen bis maximal zwei Wochen Dauer gibt, die allerdings auch derart ausgeprägt sein können, dass sie sogar mit Selbsttötungsideen einhergehen. Auch ausgeprägte Stimmungsschwankungen um die Periodenblutung herum, die manche Frauen kennen, können das Ausmaß einer wiederkehrenden kurzen Depression annehmen. Sollten diese Phasen sehr schwer ausgeprägt sein, sind auch diese behandlungsbedürftig.

## Auf den Punkt gebracht

- Es gibt unterschiedliche Verlaufsformen von Depressionen. Die Unterscheidung ist wichtig und hilfreich, weil sich hieraus unterschiedliche Vorgehensweisen der Behandlung ergeben.
- 50 Prozent aller depressiven Episoden heilen nach einem halben Jahr aus.
- Der Verlauf ist zu keinem Zeitpunkt vorhersehbar, eine frühzeitige Behandlung deshalb sinnvoll.
- Ursprünglich leichte Depressionen können in depressive Episoden übergehen. Gelegentlich können zwei verschiedene Formen von Depressionen auch gemeinsam auftreten (»double depression«).

### Was bedeutet das für Sie?

Die wichtigste Botschaft ist: Jede Form der Depression ist heilbar, die Schwere ist dabei nicht so entscheidend wie die Dauer. Nehmen Sie Hilfe in Anspruch und vertrauen Sie sich anderen mit Ihren Fragen, Sorgen und Nöten an! Wenn Sie beginnen über Ihre Depression zu sprechen, werden Sie in der Regel auf andere Menschen treffen, denen es ähnlich ergeht oder ergangen ist. Es ist hilfreich, wenn Sie Ihre Familie und Freunde über Ihre Depression informieren, damit sie wissen, wie sie Sie unterstützen können. Wenn die Depression länger als sechs Wochen anhält oder Sie sehr beeinträchtigt, sollten Sie sich an Ihren Arzt oder einen Psychotherapeuten wenden.

# 3. Warum Depressionen oft übersehen werden und wie Sie sie leichter erkennen können

Der Mann, der zu beschäftigt ist, sich um seine Gesundheit zu kümmern, ist wie ein Handwerker, der keine Zeit hat, seine Werkzeuge zu pflegen.
Aus Spanien

Depressionen werden trotz vielfältiger Kampagnen und Aufklärungsarbeit immer noch häufig übersehen. Dies hat unterschiedliche Gründe: Zunächst erkennen viele Betroffene nicht, dass sie an einer Depression erkrankt sein könnten, und suchen deswegen auch keine Hilfe, oder aber sie fürchten die nach wie vor bestehende Stigmatisierung. Obwohl sich in den letzten Jahren einiges im öffentlichen Bewusstsein verändert hat, ist es doch nach wie vor so, dass man für einen Beinbruch Bedauern erfährt, bei einer Depression jedoch häufig Abwendung oder Unverständnis erleben muss. Dies hat sicherlich auch damit zu tun, dass viele Menschen im Umfeld oftmals nicht wissen, wie sie mit depressiv erkrankten Mitmenschen am besten umgehen sollen.

Ein 49-jähriger Patient wurde von seinem Hausarzt in unsere Klinik überwiesen, weil er seit über einem Jahr ständig mit Infekten zu kämpfen hatte und dadurch bereits viele Wochen krankgeschrieben war. Im Aufnahmegespräch signalisierte er Unverständnis über die Aufnahme in eine psychosomatische Klinik, das habe doch nichts mit seiner Psyche zu tun und überhaupt sei er doch nicht verrückt! Nach einem längeren Gespräch, in dem er zumindest einräumte, viel gereizter als früher zu sein und seine sportlichen Hobbys vernachlässigt zu haben, erklärte er sich bereit, die Zeit in der Klinik wenigstens für Sport zu nutzen. Auch einen Entspannungskurs konnte er sich vorstellen, weil er ja doch seit geraumer Zeit unter Einschlafstörungen litt. Schließlich willigte er auch ein, die Depressionsgruppe zu besuchen, um sich mal »anzuhören, was die anderen so plagt«.

Schon nach einer Woche berichtete er, dass ja doch das meiste auch auf ihn zutreffe, was dort thematisiert werde. Wenn er ehrlich zu sich sei, dann leide er wohl schon seit einem Jahr unter einer Depression. Das entlaste ihn aber eigenartigerweise auch, weil er nun sein eigenes Verhalten besser verstehe. Die vielen Infekte seien wohl ein Zeichen seiner ausgeprägten Erschöpfung gewesen. Im Übrigen gewinne er langsam die Freude am Sport zurück.

Dieses Beispiel führt gut vor Augen, wie körperliche Beschwerden den »Durchblick« verstellen können. Ärzte und Patienten sind meist froh, wenn sie sich mit dem Körper beschäftigen können, der vermeintlich viel leichter zu »reparieren« ist. Und außerdem gilt nach wie vor für die meisten, lieber körperlich als seelisch krank zu sein. Das zeigt sich auch in der aktuellen Debatte, ausgelöst durch den tragischen Absturz der deutschen Germanwings-Maschine im März 2015, bei dem 150 Menschen ihr Leben verloren. Rasch werden Schwäche und Versagen mit psychischen Erkrankungen verknüpft. Dies ist fatal und falsch und führt dazu, dass Betroffene mit Ihrem Leiden lieber alleine bleiben und sich niemandem anvertrauen.

Sicherlich erinnern Sie sich noch an den tragischen Suizidtod von Robert Enke, dem damaligen Torhüter der deutschen Nationalmannschaft. Er litt an einer schweren depressiven Erkrankung, zeigte aber noch wenige Tage vor seinem Selbstmord eine fußballerische Weltklasseleistung in seinem letzten Spiel gegen den Hamburger SV. Depressionen gehen nicht zwangsläufig mit einem Verlust an Leistungsfähigkeit einher! Auch aus diesem Grund sind Depressionen für das Umfeld der Betroffenen manchmal gar nicht zu erkennen.

Auch in der hausärztlichen Praxis, wohin sich die meisten Betroffenen begeben, werden Depressionen in etwa der Hälfte der Fälle nicht erkannt. Ich hatte im ersten Kapitel schon auf die vielfältigen körperlichen Begleitsymptome einer Depression hingewiesen. Diese können häufig derart im Vordergrund stehen, dass sowohl Betroffene – wie unser oben erwähnter Patient – als auch ihre Ärzte zunächst nicht an eine Depression denken. Die folgende Auflistung möchte deswegen einen kleinen Überblick über mögliche körperliche Symptome einer Depression geben:

- Schwindelgefühle
- Druck- und Engegefühle im Hals- und Brustbereich
- Schweißausbrüche mit Herzklopfen, Herzbeklemmung und innerer Unruhe
- Unterschiedliche Schmerzen in Kopf, Schulter, Nacken und Rücken
- Unterleibsbeschwerden und Harndrang
- Magendrücken, Magenschmerzen, Blähungen, Verstopfung oder Durchfall
- Störung der Sexualfunktion
- Mundtrockenheit und Sehstörungen
- Kraftlosigkeit, fehlende Frische und rasche Erschöpfbarkeit
- Häufig wiederkehrende Infektionskrankheiten

Selbstverständlich können sich hinter vielen dieser Symptome andere körperliche Erkrankungen verbergen und es ist wichtig, dies abzuklären. Genauso wichtig allerdings ist ein Bewusstsein dafür, dass sich hinter diesen körperlichen Symptomen auch eine Depression verbergen kann, man nennt dies dann *larvierte (verdeckte oder somatische, ins Körperliche verschobene) Depression*. Auch hier führt die Frage nach einer Minderung an Lebensfreude und Interessen sowie einem Stimmungseinbruch in den letzten vier Wochen auf die Spur der Depression.

Darüber hinaus ist in den letzten Jahren deutlich geworden, dass zahlreiche körperliche Erkrankungen mit einem erhöhten Risiko für Depressionen einhergehen und dass unerkannte und nicht behandelte Depressionen den Verlauf körperlicher Erkrankungen deutlich verschlechtern. Die sogenannten typischen Volkskrankheiten wie Bluthochdruck, Herzinfarkt und Zuckerkrankheit (Diabetes mellitus) gehören zu diesen Erkrankungen. Auch hier zeigt sich auf Seiten von Arzt und Patient häufig ein blinder Fleck für die psychischen Belastungen, die eine solche Krankheit begleiten. Wer an einer chronischen körperlichen Erkrankung leidet, wer einen Herzinfarkt oder einen Schlaganfall durchgemacht hat, ist verständlicherweise dadurch belastet. Schon allein darüber zu reden macht Sinn und beeinflusst den eigenen Krankheitsverlauf positiv. Genauso sinnvoll ist ein vertiefter Blick hinter die körperlichen Beschwerden, nämlich auf das Ausmaß der psychischen Belastung. Oder nicht selten auf die begleitende psychische Erkrankung.

Diese Überlappungen sind auch durch die Erkenntnisse der medizinischen Forschung gut zu verstehen. Wir sprechen nicht umsonst von den modernen Stresserkrankungen, die sich auch in vielfältigen Veränderungen im Körper niederschlagen. Stress und psychische Belastungen sind maßgeblich an der Entstehung von Bluthochdruck, Diabetes und eben auch von Depressionen beteiligt.

Bei psychischer Belastung kommt es zur Erhöhung des Stresshormons Cortisol und zu einer Verringerung der Immunabwehr. Häufige Infekte können die Folge sein (siehe Beispiel am Anfang des Kapitels). Ebenso reagiert der Sympathikus – der Teil des autonomen Nervensystems, der für Aktivität und Stressantwort bereitsteht – überschießend. Sein Gegenspieler, der Parasympathikus, kommt nicht mehr ausreichend zum Zuge. Die Folge ist eine geringere Erholungs- und Regenerationsfähigkeit. Durch solche Veränderungen kommt es dann sogar zu einer relativen Insulinresistenz, was bedeutet, dass der Körper das Blutzucker senkende Hormon Insulin nicht mehr so gut aufnehmen kann wie in gesunden Zeiten.

Diese Erkenntnisse belegen das enge Ineinandergreifen von körperlichen und seelischen Vorgängen, wie sie in der psychosomatischen Medizin schon lange vermutet und beschrieben wurden.

Ein 38-jähriger Krankenpfleger litt seit seiner Kindheit an einer Blutzuckerkrankheit. Schon von Berufs wegen war er bestens über alle Details der Krankheit informiert. Dennoch kam er mit katastrophalen Zuckerwerten zur Aufnahme in unsere Klinik. Hier zeigte sich, dass er bereits seit Jahren an einer Depression litt, mit der er zwar arbeiten gehen konnte, die ihm allerdings seine verbleibende Energie raubte. Sich selbst hatte er zunehmend aus dem Auge verloren, was sich auch im Umgang mit seiner Krankheit zeigte.

Schon in den ersten beiden Behandlungswochen kam es zu einer dramatischen Verbesserung seiner Blutzuckerwerte, die er selbst damit in Verbindung brachte, dass er sich erstmals seit Jahren wieder um sich kümmerte.

Schließlich liegt ein ganz wesentlicher Grund für das Nichterkennen von Depressionen im Geschlecht, genauer gesagt im männlichen Geschlecht begründet. Zahlreiche Untersuchungen weisen darauf hin, dass Männer mit psychosozialen Belastungen und der Entwicklung einer depressiven Erschöpfungssymptomatik anders umgehen als Frauen. Herbert Grönemeyer besang das schon in seinem »Männersong« 1984: »Männer haben's schwer, nehmen's leicht, außen hart und innen ganz weich, werden als Kind schon auf Mann geeicht. Wann ist ein Mann ein Mann?«, und er fährt dann fort: »Oh Männer sind einsame Streiter, müssen durch jede Wand, müssen immer weiter.« Grönemeyer beschreibt damit treffend, was daraus resultiert.

Männer ignorieren ihre psychischen und nicht selten auch ihre körperlichen Beschwerden, während Frauen sich eher Hilfe holen, den Austausch mit Familie und Freunden suchen und auch sensibler mit ihrem Körper und möglichen Krankheitsanzeichen umgehen. Männer hingegen neigen zu einer erhöhten Risikobereitschaft und damit verbunden zu Aktionismus. Nicht selten suchen sie Bewältigung in riskanten Freizeitaktivitäten wie schnellem Auto-, riskantem Motorrad- oder Mountainbikefahren, Fallschirmspringen etc. Bei hoher psychischer Belastung werden Männer eher gereizt, aggressiv oder impulsiv. Anstatt sich Hilfe zu holen, greifen Männer häufig zur Selbstmedikation, insbesondere in Form von Alkohol und Drogen. Das sexuelle Interesse kann zunehmen, oft nimmt es allerdings ab. Gerne werden andere für die eigenen Probleme verantwortlich gemacht. Erreicht die Verzweiflung und Ausweglosigkeit dann ein bestimmtes Maß, neigen Männer sehr viel häufiger zu Suizidhandlungen als Frauen, und sie sind dabei »erfolgreicher«.[5]

## Auf den Punkt gebracht

- Depressionen können sich hinter vielfältigen körperlichen Beschwerden verbergen. Auch hier hilft die Frage nach einer Veränderung der Stimmung und Lebensfreude in den letzten vier Wochen weiter.
- Depressionen begleiten zahlreiche körperliche Erkrankungen und beeinflussen deren Verlauf negativ. Deswegen ist es äußerst sinnvoll, mit seinem Hausarzt darüber zu sprechen und offen und ehrlich die psychische Begleitsymptomatik zu thematisieren.
- Für die männlichen Leser unter Ihnen gilt: Versuchen Sie nicht, sich alleine durchzuschlagen, reflektieren Sie kritisch Ihren Alkohol- und/oder Nikotinkonsum oder anderes süchtiges Verhalten (PC und Internet). Ziehen Sie sich nicht noch weiter zurück, sondern holen Sie sich Hilfe. Erste Hilfe und Informationsquelle kann auch das Internet sein, z.B.: www.maennergesundheitsportal.de

## Was bedeutet das für Sie?

Ich möchte Sie einladen, einen Fragebogen zu beantworten, der Ihnen einen Hinweis darauf geben kann, ob Sie an einer Depression erkrankt sind. Es ist der Gesundheitsfragebogen PHQ-9 (Patient Health Questionnaire) zum Thema Depression. Es handelt sich dabei um ein aus dem Amerikanischen übersetztes Selbstauskunftsinstrument, das sich an den anerkannten Diagnosekriterien für eine Depression orientiert. Es wurde in zahlreiche Sprachen übersetzt und gilt als zuverlässig.

Bitte kreuzen Sie an, wie oft Sie sich in den *letzten zwei Wochen* durch die folgenden Beschwerden beeinträchtigt gefühlt haben. Entspricht keine der Antwortmöglichkeiten Ihrer genauen Einschätzung, dann wählen Sie die Antwort, die am ehesten auf Sie zutrifft.

| | überhaupt nicht | an einzelnen Tagen | an mehr als der Hälfte der Tage | beinahe jeden Tag |
|---|---|---|---|---|
| 1. Wenig Interesse/Freude an Ihren Aktivitäten | 0 | 1 | 2 | 3 |
| 2. Niedergeschlagenheit, Bedrücktheit oder Hoffnungslosigkeit | 0 | 1 | 2 | 3 |
| 3. Schwierigkeiten, ein- oder durchzuschlafen, oder vermehrter Schlaf | 0 | 1 | 2 | 3 |
| 4. Müdigkeit oder Gefühl, keine Energie zu haben | 0 | 1 | 2 | 3 |
| 5. Verminderter Appetit oder übermäßiges Bedürfnis zu essen | 0 | 1 | 2 | 3 |
| 6. Schlechte Meinung von sich selbst; Gefühl, ein Versager zu sein oder die Familie enttäuscht zu haben | 0 | 1 | 2 | 3 |
| 7. Schwierigkeiten, sich auf etwas zu konzentrieren, z.B. beim Zeitunglesen oder Fernsehen | 0 | 1 | 2 | 3 |
| 8. Waren Ihre Bewegungen oder Ihre Sprache so verlangsamt, dass es auch anderen aufgefallen sein könnte? Oder waren Sie im Gegenteil eher »zappelig« oder ruhelos und hatten dadurch einen stärkeren Bewegungsdrang als sonst? | 0 | 1 | 2 | 3 |
| 9. Gedanken, dass Sie lieber tot wären oder sich Leid zufügen möchten | 0 | 1 | 2 | 3 |
| **Spaltenwerte** | -- | ____ | + ____ | + ____ |

PHQ-9 Gesamtwert (Summe der Spaltenwerte): __________

Geben Sie bitte an, wie sehr diese Probleme es Ihnen erschwert haben, Ihre Arbeit zu tun, Ihren Haushalt zu regeln oder mit anderen Menschen zurechtzukommen. Diese Angabe dient der Bewertung der Gesamtbeeinträchtigung und ist für die Einschätzung des Verlaufs hilfreich.

| überhaupt nicht erschwert | etwas erschwert | relativ stark erschwert | sehr stark erschwert |
|---|---|---|---|
| ☐ | ☐ | ☐ | ☐ |

Und so werten Sie den Fragebogen aus: Wenn Sie die Zahlen zusammenzählen, gibt Ihnen der Summenwert einen verlässlichen Anhalt darüber, ob Sie von einer Depression betroffen sind und wie schwer diese ist. Wenn Sie Frage 9 bejahen, sollten Sie unverzüglich fachliche Hilfe in Anspruch nehmen, auch wenn die Antwort auf die anderen Fragen unauffällig scheint!

Summenwerte aus allen 9 Fragen:

| | |
|---|---|
| Weniger als 5: | Keine Depression bzw. Gesundung im Verlauf einer Depression |
| 5–9: | Leichte Depression |
| 10–14: | Mittelgradige Depression |
| 15–19: | Ausgeprägte Depression |
| 20–27: | Schwerste Depression |

Wenn Sie diesen Fragebogen im Verlauf einer Behandlung einsetzen, gibt er Ihnen Auskunft über die Veränderung Ihrer Symptomatik. Machen Sie sich bewusst, dass der Fragebogen nicht nur der Kontrolle Ihrer Symptome dient, sondern Ihnen auch helfen kann, sich im Hinblick auf Ihre depressiven Symptome selbst gut zu beobachten. Das ist wichtig, damit Sie Schwankungen in Ihrem Befinden besser einordnen und sich rechtzeitig helfen lassen können.

# 4. Ist die Depression eine Krankheit der Moderne?

*Wer von seinem Tag nicht zwei Drittel für sich selbst hat, ist ein Sklave.*
Friedrich Nietzsche

Unsere moderne Leistungsgesellschaft verlangt von uns einen hohen Einsatz. Die Arbeit soll immer schneller und perfekter erledigt werden, wir sollen flexibel einsetzbar sein, nehmen für die Karriere einen häufigen Wohnortswechsel in Kauf und verlieren dadurch oft die Unterstützung eines stabilen sozialen Umfelds. Auch die Religionsgemeinschaften verlieren immer mehr die Funktion, Sinn zu vermitteln und Halt zu geben. Ist die Depression somit Ausdruck der modernen Leistungsgesellschaft?

Dies trifft nicht zu! Vielmehr finden wir schon bei Hippokrates im 4. Jahrhundert vor Christus eine sehr präzise Beschreibung der Melancholie. Hippokrates war es auch, der erstmals ein Erklärungsmodell der Melancholie, was man am besten mit Schwermut übersetzen kann, formulierte. Er sah die Ursache in einem Übermaß des schwarzen Gallensaftes (dies ist im Übrigen die wörtliche Übersetzung des Wortes Melancholie). Interessant daran ist, dass es sich bei dieser Vorstellung um eine Stoffwechselstörung handelt, die ja auch heute als eine Erklärung der Depression diskutiert wird.

Von Publilius Syrus, einem entlassenen Sklaven, der dann zum Schriftsteller wurde, stammt der Satz: »Der Schmerz der Seele ist schlimmer als der Schmerz des Körpers.« Er beschreibt damit sehr präzise und einfühlsam, dass seelisches Leiden ähnlich einer Verletzung wehtun kann. Dies ist im Grunde ein moderner Gedanke, der sich klar gegen die Stigmatisierung von seelisch Erkrankten richtet!

Aristoteles schließlich, der berühmte griechische Philosoph im 4. Jahrhundert vor Christus, sah in den melancholischen Menschen diejenigen, die Herausragendes geleistet hatten, zum Beispiel in Philosophie, den schönen Künsten oder der Politik. Für ihn waren melancholische Menschen außergewöhnlich und genial, also ideal für verantwortungsvolle Aufgaben in Politik und Gesellschaft.

Es liegt also nahe, davon auszugehen, dass Depressionen die Menschheit seit ihrer Entstehung begleiten. Bewertet wurden sie allerdings sehr unterschiedlich. Anknüpfend an Aristoteles beispielsweise sieht die Renaissance in der depressiven Schwermut etwas Göttliches. So dichtet John Milton: »Begrüßt die göttliche Melancholie, ihr Antlitz ist so strahlend hell, für Menschenaugen bald zu grell.« Auch in der Romantik findet sich dieser Aspekt der schöpferischen Kreativität. Victor Hugo beispielsweise sprach von dem »Glück, traurig zu sein«. Bis heute findet sich bei kreativen Menschen nicht selten ein höheres Maß an Depressivität. Oft sehen sie genau darin den Kern oder das Feuer ihres Schaffens.

Ein ganz anderer Blick auf Depressionen ergibt sich durch kollektive Krisen, Katastrophen und Kriege, die die Menschheitsgeschichte begleiten. Sie führen und führten zu unzähligem Leid. Dennoch ist bekannt, dass kollektive Kriegs- und Krisenzeiten das Ausmaß psychischer Störungen reduzieren. Dies lässt sich damit erklären, dass Menschen mit dem Allerwichtigsten, nämlich dem Überleben, beschäftigt sind und dass dies als Gemeinschaft zu bewältigen ist. Insofern ist die Sinnfrage beantwortet. Greift man auf das Erklärungsmodell von Viktor Frankl[6] zurück, der in dem Erleben von Sinnlosigkeit eine wesentliche Ursache für depressives Leiden erkannte, dann wird verständlich, warum Depressionen in diesen kollektiven Krisenzeiten abnehmen.

Wir wissen allerdings auch, dass die traumatischen Erlebnisse durch Krieg oder Naturkatastrophen zu Traumafolgestörungen führen können.[7] Diese zeigen sich dann meist erst hinterher.

In Deutschland leben wir nun seit siebzig Jahren im Frieden. Auch wenn uns durch die digitalisierte Medienwelt täglich grauenvolle neue Bilder von Kriegen, Vertreibungen und Katastrophen erreichen, so betreffen sie uns doch nur mittelbar. Die eigene kleine Welt ist bedeutsamer für das persönliche Erleben und Befinden.

In der modernen Welt gehen übergeordnete Werte und ein gemeinsames Erleben von Sinnhaftem zunehmend verloren. Unsere Welt hat sich gravierend verändert. Großfamilienstrukturen bestehen kaum mehr, in den Großstädten leben etwa vierzig Prozent als Single und die oftmals verlangte Mobilität macht soziale Kontakte nicht leichter. Gleichzeitig hat sich die Arbeitswelt verdichtet. So hat die Produktivität je Arbeitsstunde in den letzten zwanzig Jahren um 35 Prozent zugenommen.[8] Wir leben in einer beschleunigten Welt, die Menschen immer häufiger das Gefühl vermittelt, nicht mehr mitzuhalten, nicht mehr zu genügen, nicht mehr dazuzugehören. Das hat erhebliche Konsequenzen für die seelische Gesundheit[9] und kann zu einer Keimzelle für eine Depression werden.

Die Fehltage wegen psychischer Erkrankung haben sich im selben Zeitraum beinahe verdreifacht.[10] Die Frühverrentungen wegen psychischer Erkrankungen steigen an und liegen gegenwärtig bei 70.000 Fällen pro Jahr. Dennoch: Experten sind sich bis heute uneins darüber, ob depressive

Erkrankungen wirklich zugenommen haben oder ob wir sie nur besser erkennen als noch vor zwanzig Jahren. Klar ist allerdings auch, dass die moderne Arbeitswelt ihren Preis hat, nicht selten den einer depressiven Erkrankung.

Glücklicherweise haben sich in den letzten Jahren zunehmend auch Personen des öffentlichen Lebens zu ihrer Depression bekannt und damit zu einer Enttabuisierung und Entstigmatisierung beigetragen. Auch die Burnout-Debatte hat erheblich dazu beigetragen, sich mit psychischen Belastungen und daraus resultierender Erschöpfung zu beschäftigen. Insbesondere Männer scheinen für sich eher die Diagnose eines Burnouts zu akzeptieren, auch wenn alle Symptome der Depression vorliegen. Insofern ist der Burnout-Begriff schon deswegen wichtig: Er macht es Menschen leichter, Hilfe anzunehmen. Vor allem jenen, die vorher keine Hilfe in Anspruch genommen hätten.

## Auf den Punkt gebracht

- Die Depression ist keine Erkrankung der Moderne, sie ist vermutlich so alt wie die Menschheit. Depressionen wurden in der Vergangenheit immer wieder positiv bewertet. Insbesondere sind sie vielfach mit Kreativität und Ideenreichtum verknüpft.
- Depressionen treten in Kriegs- und Krisenzeiten in den Hintergrund, weil die Überlebensaufgabe zum zentralen Lebenssinn wird.
- Die Häufigkeit der depressiven Erkrankungen hat vermutlich nur etwas zugenommen, die Sensibilität dafür glücklicherweise schon, so dass Depressionen besser erkannt und weniger tabuisiert werden als früher.

### Was bedeutet das für Sie?

Sie brauchen sich wegen Ihrer Depression nicht zu schämen. Depressionen gehören seit Menschengedenken zum Leben und sie bergen auch positive Potentiale, wie man dies von zahlreichen Schauspielern, Literaten und Bühnenkünstlern immer wieder lesen und hören kann. Stigmatisierungen sind also unberechtigt, insbesondere Formen der Selbststigmatisierung, wie etwa sich selbst die Schuld zu geben und sich wegen einer depressiven Erkrankung abzuwerten.

# 5. Erklärungen für das Entstehen einer Depression – das Vulnerabilitäts-Stress-Modell

*Denke nicht so oft an das, was dir fehlt,*
*sondern an das, was du hast.*
Marc Aurel

Warum erkranken Menschen zu bestimmten Zeitpunkten ihres Lebens an einer Depression, während andere bei ähnlichen Belastungen gesund bleiben?

Diese spannende Frage lässt sich nicht in wenigen Sätzen und auch nicht in einem Buchkapitel vollständig beantworten, zu komplex und auch für Wissenschaftler bis heute nicht wirklich durchschaubar sind die Zusammenhänge. Dennoch wissen wir mittlerweile einiges. Doch wenden wir uns zunächst noch einmal einem Ereignis aus dem Jahr 2011 zu, das viele überraschte, manche vielleicht auch schockierte.

Der sehr beliebte und erfolgreiche Fußballtrainer Ralf Rangnick tritt nach nur wenigen Monaten bei Schalke 04 aus gesundheitlichen Gründen von seinem Amt zurück. Der Grund: ein Erschöpfungssyndrom, mit anderen Worten ein Burnout, vielleicht sogar eine Depression. Bei Spiegel Online wird Rangnick mit folgenden Worten zitiert: »Nach langer und reiflicher Überlegung bin ich zum Entschluss gekommen, dass ich eine Pause brauche. Die Entscheidung so zu treffen, ist mir unheimlich schwergefallen, doch mein derzeitiger Energielevel reicht nicht aus, um erfolgreich zu sein und insbesondere die Mannschaft und den Verein in ihrer sportlichen Entwicklung voranzubringen.« Sein Club reagierte mit Verständnis auf den Schritt, auch andere Kollegen, Spieler und Funktionäre zollten ihm Respekt für diese Entscheidung. Rangnicks Fass war übergelaufen, obwohl oder vielleicht auch weil er auf der Welle des Erfolgs schwamm – er hatte gerade nach nur zwei Monaten im Traineramt den DFB-Pokal gewonnen. Dass seine Entscheidung richtig war, zeigt der weitere Verlauf seiner Karriere. Ende Juni 2012 kehrt er nach längerer Pause ins Fußballgeschäft zurück, geht zum FC Salzburg und wird dort in der Folgesaison Meister.

Das Vulnerabilitäts-Stress-Modell kann uns dabei behilflich sein, solche und selbstverständlich auch ganz anders gelagerte Schicksale besser zu verstehen. *Vulnerabilität* (lateinisch vulnus = Wunde) beschreibt in der Psychologie die Anfälligkeit eines Menschen für eine psychische Erkrankung. Diese Anfälligkeit begründet sich in biologischen, psychologischen und Umweltfaktoren. So kann die Anfälligkeit für eine Erkrankung genetisch *(biologisch)* mitbegründet sein, das heißt, dass sich eine psychische Erkrankung zu einem gewissen Maße vererben kann. »Für die Risikoerhöhung spielen verschiedene Faktoren, wie der Erkrankungstyp, der Schweregrad der elterlichen Erkrankung und das Ersterkrankungsalter eine Rolle. Schwere rezidivierende Verlaufsformen zum Beispiel gehen mit einer besonders hohen familiären Belastung einher.«[11] Dennoch erkrankt man nicht alleine aufgrund seiner genetischen Veranlagung. Vielmehr treten meist lebensgeschichtlich bedeutsame Belastungsfaktoren, wie beispielsweise Erfahrungen von Gewalt, Missbrauch oder Vernachlässigung oder bedeutsame Verluste in Kindheit und Jugend hinzu, die sogenannten *psychologischen* Faktoren.

Schließlich spielen auch *Umweltfaktoren* wie die Lebensbedingungen eine wichtige Rolle, da sie auf unterschiedliche Weise Stress erzeugen. So sind Armut und Arbeitslosigkeit Risikofaktoren für psychische Erkrankungen, ebenso stellt auch Migration einen solchen Risiko- und Belastungsfaktor dar. Ihnen gemeinsam ist die Erfahrung mangelnder Zugehörigkeit und meist auch finanzieller Unsicherheit bis hin zum Existenzminimum. Dies lässt viele Menschen psychisch erkranken.

Zu diesen Faktoren einer erhöhten Anfälligkeit kommen dann noch *Stressoren* oder Belastungen in der Gegenwart hinzu, die dann das »Fass zum Überlaufen« bringen können. Den meisten Menschen werden diese Zusammenhänge und dass sie schon längere Zeit mit einem »zu vollen Fass« leben, oft erst in einer krankheitsbedingten Auszeit oder einer Psychotherapie deutlich.

Sind die Stressoren in der Gegenwart sehr belastend und der Stress, den sie erzeugen, erheblich, so können auch diese Faktoren alleine schon ausreichen, dass jemand mit einer Depression reagiert. Beispielsweise sind Trennungen oder der Tod von Angehörigen, aber auch Arbeitsplatzkonflikte und Mobbing oft Auslöser für depressive Reaktionen.

Es wird deutlich, dass einerseits Veranlagungen und frühe Belastungen, andererseits Stressoren in der Gegenwart in enger Wechselwirkung stehen und sich gegenseitig beeinflussen. Mattejat und Remschmidt[12] fassen dies in ihrem Artikel über Kinder psychisch kranker Eltern folgendermaßen zusammen: »Diese Ergebnisse zeigen, dass es wichtig ist, gleichzeitig beide Faktorenkomplexe – Genetik und Umwelt – zu berücksichtigen, um eine adäquate Vorstellung über die kausalen Mechanismen zu gewinnen. Die genetische Ausstattung bestimmt mit darüber, ob sich bestimmte Lebensereignisse pathogen auswirken oder nicht; sie moderiert somit die Umwelteffekte.«

Ob nun aus dem Zusammenspiel zwischen Veranlagung und aktueller Belastung eine psychische Erkrankung wird, hängt von vielfältigen Faktoren und nicht zuletzt auch von den persönlichen Ressourcen ab. Mit Ressource ist all das gemeint, was Belastungen und Stress ausbalancieren hilft: haltgebende Beziehungen, erfüllende persönliche Aufgaben, eine spirituelle Orientierung, Selbstwirksamkeitserleben und Gestaltungsspielraum und vieles mehr.[13] Im Bild des berühmten Fasses, das überlaufen kann, könnte man es folgendermaßen beschreiben:

Ist das persönliche Lebensfass aufgrund biologischer, psychologischer und ungünstiger Umweltbedingungen

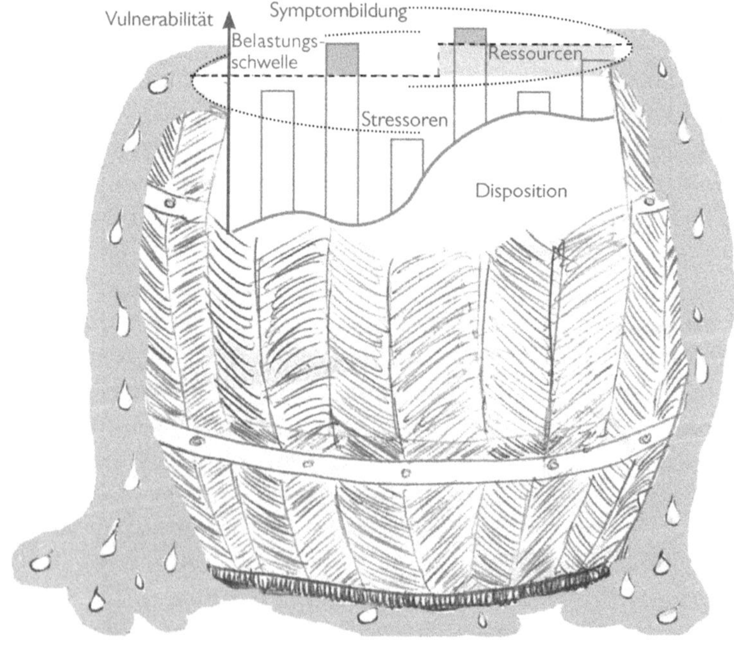


Abbildung 1: Vulnerabilitäts-Stress-Modell im Bild eines Fasses, das für eine Vielzahl von Menschen mit unterschiedlichen Dispositionen und Lebenssituationen steht.

klein oder bereits ziemlich voll *(Disposition)*, bedarf es nur geringer zusätzlicher Belastungen *(Stressoren)* und es läuft über. Die *Belastungsschwelle* wird überschritten, sprich: Man wird psychisch krank *(Symptombildung)*. Wie in dem Diagramm deutlich wird, können persönliche Ressourcen dazu beitragen, das Fassungsvermögen des Fasses zu erhöhen und damit auch die Schwelle der Symptombildung heraufzusetzen. Mit Ressourcen verbessert man also seine Widerstandsfähigkeit gegenüber Stressoren. Vereinfacht gesagt: Der persönliche Puffer wird größer. Dennoch, auch das wird an diesem Modell deutlich: Jeder Mensch kann in bestimmten Situationen seines Lebens psychisch erkranken, weil jedes Fass nur ein begrenztes Fassungsvermögen hat.

Das Bild des Fasses ist hilfreich, um besser zu verstehen, wie man Einfluss auf das persönliche Stresserleben nehmen kann. Die Größe des Fasses oder des Puffers, also die biologische Grundausstattung, ist wenig beeinflussbar. Beeinflussbar sind die Stressoren und die Ressourcen. Wenn ich weiß, dass ich aus einer mit psychischen Erkrankungen belasteten Familie komme, kann es sinnvoll sein, mich frühzeitig mit Anti-Stress-Konzepten zu beschäftigen und mich nicht ständig bis zum Limit zu fordern. Dies gilt genauso für Menschen mit einem »großen Fassungsvermögen«, die vielen Belastungen ausgesetzt sind. Ihr Ziel kann es ebenso sein, diejenigen Belastungen, die zu viel sind, zu reduzieren. Für alle ist es hilfreich, sich um den Aufbau und die Pflege der persönlichen Ressourcen zu kümmern, da sie das Fassungsvermögen des persönlichen Puffers und damit die Schwelle für eine psychische Erkrankung erhöhen.

Wichtig ist, dass jeder Mensch ein Gefühl, eine Sensibilität für das eigene Lebensfass entwickelt. Wie groß ist mein Puffer? Wie viele Stressoren kann ich mir »leisten«? Wie kann ich die Kapazität (Ressourcen) des Fasses erhöhen?

Wie spüre ich, dass ich an meine Grenzen komme und das Fass bald überläuft, wenn ich nicht gegensteuere?

Ein »Überlaufschutz« hängt mit folgenden Fragen zusammen: Sorge ich gut für mich? Erlebe ich genügend Handlungsspielraum in meinem Leben? Sorge ich ausreichend für einen Ausgleich zwischen Anforderungen und Belastungen auf der einen Seite und Entspannung und Verschnaufpausen auf der anderen? Kenne ich meine Ressourcen und nutze sie?

Auch die persönliche Haltung dem Leben gegenüber beeinflusst das Stresserleben. *Perfektionismus* zum Beispiel kann in der heutigen Berufswelt zu einem großen Hemmschuh werden. Man wird nicht mehr fertig mit der Arbeit, strengt sich mehr und mehr an, was letztlich in eine abwärts verlaufende Erschöpfungsspirale mündet. Ähnlich kann es Menschen mit einer *idealistischen Einstellung* ergehen, die insbesondere im psychosozialen Bereich anzutreffen ist. Wer hier nicht lernt, Grenzen zu setzen, läuft Gefahr, rund um die Uhr zu arbeiten, weil es immer Menschen in schwierigen Problemlagen gibt, die Hilfe suchen und brauchen. Ein guter Helfer allerdings schaut auch auf sich, weil er weiß, dass er nur dann gute Hilfe leisten kann, wenn er selbst im Gleichgewicht ist.

## Auf den Punkt gebracht

- Jeder kann an einer Depression erkranken. Gesellschaftlicher Erfolg schützt nicht davor!
- Für Ihre biopsychosoziale Grundausstattung können Sie nichts. Sie können allerdings Ihre Stressoren reduzieren und achtsam im Umgang mit den eigenen Ressourcen werden.
- Bestimmte Einstellungen begünstigen die Entstehung einer Depression. Dazu zählen Perfektionismus, aufop-

ferungsvoller Idealismus und eine überzogene Verausgabungsbereitschaft. An der behutsamen Veränderung dieser Einstellungen lässt sich arbeiten.

### Was bedeutet das für Sie?

Entwickeln Sie ein Gespür für das augenblickliche Fassungsvermögen Ihres »Lebens-Fasses«. Achten Sie auf »Frühwarn-Überlaufzeichen« wie körperliche Verspannungen und Schmerzen, Schlafstörungen, Nicht-mehr-abschalten-Können und Überforderungsgedanken wie: Das schaffe ich nicht mehr, das ist mir alles zu viel, wie soll ich noch durchhalten bis zum Wochenende? Nehmen Sie diese ersten Warnzeichen bewusst wahr und steuern Sie sofort dagegen. Hinweise dazu erhalten Sie ab Kapitel 8 in diesem Buch.

# 6. Das Gute am Schlechten – gibt es gute Gründe für eine Depression?

*Die Kunst des Ausruhens ist Teil der Kunst des Arbeitens.*
John Steinbeck

Angesichts des bisher Gesagten erscheint es vielleicht befremdlich oder gar unverschämt, nach dem Gutem am Schlechten zu fragen. Selbstverständlich ist eine Depression zunächst eine leidvolle, mitunter quälende Erkrankung. Die Beziehung zu sich selbst und den Mitmenschen verändert sich in vielfältiger Weise. Die negative Sicht auf sich selbst geht oft mit einer negativen Zukunftserwartung einher. So kommt es nicht selten vor, dass depressiv erkrankte Menschen an ihren Fähigkeiten zweifeln und anderen gegenüber Minderwertigkeitsgefühle haben. Sie erwarten keine positive Wendung mehr und fallen dadurch in tiefe Verzweiflung. Vor allem aber machen sich viele depressive Menschen den Vorwurf, an alldem selbst schuld zu sein. Dies allerdings hat verständlicherweise belastende, manchmal dramatische Auswirkungen.

Dennoch stelle ich den meisten meiner depressiven Patienten irgendwann genau diese Frage:

Welche guten Gründe gibt es für Ihre Depression? Wofür ist Ihre Depression ein Lösungsversuch?

Wenn Sie sich auf diese Fragen einlassen, werden Sie vielleicht schon bald auf einige wichtige Erkenntnisse stoßen. Bereits der auslösende Anlass für eine depressive Reaktion bietet einen ersten Anhaltspunkt. Warum kommt die Depression gerade jetzt? Warum kam sie nicht bereits vor zwei oder drei Jahren?

Hier kann eine Auto-Metapher die Zusammenhänge verdeutlichen. Ist Ihnen vielleicht der Treibstoff ausgegangen, weil Sie über lange Zeit Vollgas gefahren sind, ohne nachzutanken? Oder haben Sie die letzte Inspektion ausgelassen, weil anderes vermeintlich wichtiger war, und haben Sie dadurch das kleine Loch im Tank übersehen, durch das Sie nun nach und nach Ihren Treibstoff verlieren? Oder haben Sie sogar den falschen Treibstoff getankt und Ihr Motor läuft nun unrund?

Wenn wir in der Metapher des Autos bleiben, wird rasch deutlich, dass wir mindestens genauso wie ein Auto der Pflege und Wartung bedürfen. Interessanterweise scheint dies beim Auto leichter zu sein als bei uns selbst. Vielfältige Instrumente weisen uns beim Auto darauf hin: Da gibt es die Benzinanzeige, die Ölstandmessung oder den Serviceanruf aus der Werkstatt.

Und wie ist es bei uns selbst?

Viele an einer Depression erkrankte Menschen berichten mir, dass sie schon Monate zuvor bemerkt hatten, dass ihnen eigentlich alles zu viel wird, dass sie den Anforderungen am Arbeitsplatz oder im familiären Umfeld nicht mehr nachkommen konnten, dass ihre Erholungsfähigkeit gelitten hatte, dass sich Schlafstörungen eingestellt und sie sich erschöpfter gefühlt hatten als üblich. Anstatt zu verschnaufen, eine Pause einzulegen, sich gegenüber den Überanforderungen abzugrenzen und sich selbst mehr Zeit zu gönnen, hatten sie sich noch mehr reingehängt, sich noch weiter verausgabt.

So berichtete mir eine 41-jährige, alleinerziehende und vollzeitig berufstätige Lehrerin, dass sie sich schon seit Jahren von Ferien zu

Ferien hangle. Den Alltag habe sie in den letzten Jahren dennoch immer voller gepackt. So habe sie eine Nebentätigkeit angenommen und im Verein ihrer Tochter ein Ehrenamt, das oft auch die Wochenenden fülle. Ihr Perfektionismus lasse sie bis in die Nacht den Unterricht für den Folgetag vorbereiten, obwohl sie eigentlich genügend Materialien bereitliegen habe. Meist komme sie deswegen erst nach Mitternacht ins Bett und fühle sich am anderen Morgen oft wie erschlagen. Dann trinke sie einen Liter Kaffee und fordere sich noch mehr. Dass ihr etwas fehle, habe sie erst gemerkt, als sie völlig unerholt aus den Sommerferien zurückgekehrt sei.

Vor diesem Hintergrund erscheint eine Depression wie eine notwendige Regenerationspause, ähnlich einer Sicherung, die durchbrennt, um Schlimmeres zu verhindern. Nun kommt es gezwungenermaßen zur Entschleunigung. Der Ausstieg aus dem Hamsterrad gelingt vielleicht erstmals seit Jahren mithilfe einer Depression. Jetzt erst, wenn nichts mehr zu gehen scheint, erlauben sich viele ein Innehalten und Reflektieren. Will ich wirklich so weitermachen wie bisher? Ist es vielleicht längst schon an der Zeit, mein Arbeitspensum zu drosseln, vielleicht sogar einen Schritt auf der Karriereleiter zurückzugehen, auch wenn dies mit einem Verlust an Ansehen und Geld verbunden sein könnte? Aus dieser »Aussteiger-Perspektive« stellt sich vielleicht zum ersten Mal die Frage ganz neu: »Was ist mir meine berufliche Karriere wert und bin ich bereit, dafür weiterhin den mir abverlangten Preis zu zahlen?« Befreit aus den sonst üblichen Zwängen und Strukturen des Alltags lassen sich diese Fragen nun stellen und beantworten.

So belastend die Depression einerseits ist, kann sie auf der anderen Seite dazu führen, dass Menschen erstmals seit langem wieder Zuwendung von anderen erfahren. Vielleicht kehren sich bisher nicht hinterfragte Muster in Partnerschaft und Familie um, vielleicht übernehmen plötzlich die Kinder oder der Partner Aufgaben, die vorher gewohnheitsmäßig dem jetzt Erkrankten zugefallen waren. Dies kann ungeheuer entlastend sein. Vielleicht melden sich Freunde, die man früher mit dem hohen Tempo und Überengagement abgehängt hatte. Nicht selten zeigt sich in einer solchen Krisenzeit auch, wer wirklich zu einem steht. Dies kann einerseits schmerzhaft, andererseits jedoch auch beglückend sein. Beziehungen ordnen sich neu und gewinnen an Tiefe.

Die bereits erwähnte Lehrerin ließ sich krankschreiben und fand glücklicherweise rasch einen Psychotherapieplatz. Schon bald erkannte sie hier, dass sie seit Jahren ein immer schnelleres Leben geführt hatte. Sie war damit einerseits zwar ihrer Einsamkeit davongelaufen, hatte andererseits aber keinen Raum mehr für neue Begegnungen offengelassen, der ersehnte Partner konnte somit gar nicht landen. Nachdem sie das erkannt hatte, kündigte sie ihre Nebentätigkeit und gab das Ehrenamt zurück. Stattdessen besuchte sie einen Yogakurs und traf sich wieder häufiger mit ihren Freunden. Nach einigen Monaten berichtete sie mir, dass sie im Yogakurs einen netten Mann kennengelernt habe, mit dem sie sich jetzt regelmäßig treffe.

Ein weiterer, manchmal durchaus nützlicher Aspekt einer depressiven Reaktion kann auch ein Schutz vor zu intensiven Gefühlen sein. Depressionen können nämlich zu einem sogenannten Gefühl der Gefühllosigkeit führen. Wenn mich Gefühle zu überfluten drohen, wie dies beispielsweise bei intensiver Trauer oder nach traumatischen Erfahrungen durchaus der Fall sein kann, stellt die Gefühllosigkeit einen Schutzmechanismus dar. Dieser kann sich auch auf Gefühle wie Wut und Aggressionen richten, mit denen ich nicht umzugehen weiß.

Auf der anderen Seite erleben manche Menschen ihre Depression auch als eine Sühneleistung für tatsächlich begangene oder vermeintliche Schuld. »Weil ich den Kontakt zu meinen Eltern abgebrochen habe, werde ich jetzt mit einer Depression bestraft«, könnte eine mögliche innere Erklärung sein. Ein solcher Gedankengang ist keineswegs abwegig, er spielt in vielen anderen Kulturen eine nach wie vor bedeutende Rolle. Da gibt es im südeuropäischen Kulturraum den sogenannten »bösen Blick« oder bei vielen, sehr strenggläubigen Menschen verschiedenster Religionen die Überzeugung, dass Krankheit eine Strafe Gottes sei. Dies zu reflektieren und eine Lösung zu finden, wie man den eigenen Glauben leben kann, ohne einen solchen Bestrafungsgedanken aufzugreifen, kann dem eigenen Weg eine neue Richtung geben.

Interessanterweise haben sich auch Hirnforscher damit beschäftigt, was denn an einer Depression nützlich sein kann, ja muss. Schließlich hätte eine solche Krankheit sonst nicht die gesamte Menschheitsgeschichte und Evolution überdauert. Und siehe da, sie stellten fest, dass depressive Menschen extrem analytisch und sehr langsam denken, dass sie den Dingen sozusagen auf den Grund gehen und die Welt letztlich realistischer betrachten. In Experimenten konnte gezeigt werden, dass traurig gestimmte Kunden sich beim Einkaufen im Supermarkt deutlich mehr Gegenstände merken konnten als fröhlich gestimmte. Ihre Wahrnehmungsfähigkeit war in diesem Experiment größer.

Umgekehrt bemerkten die Forscher, dass das hoch konzentrierte Arbeiten an kognitiven Aufgaben Menschen erschöpft und in einen eher schwermütigen Zustand versetzt. Auch wurde beobachtet, dass sich depressive Menschen schriftlich sehr klar und überzeugend ausdrücken können, auch wenn sie selbst dies überhaupt nicht so einschätzen. Nicht wenige Schriftsteller schreiben in depressiven Phasen besonders gut.[14] Ein ganz anderer Aspekt der Depression ist der einer »Protesterkrankung« gegen den Zeitgeist.

Mit kaum einer anderen Erkrankung stellt man sich dem Schneller, Höher, Weiter, der scheinbar grenzenlosen Beschleunigung der modernen Gesellschaft deutlicher entgegen als mit einer Depression. Der Entgrenzung und Expansion wird der Rückzug entgegengesetzt, dem grenzenlosen Optimismus ein kritisch-pessimistischer Blick, der Maximierung auf allen Ebenen ein Weniger und ein Bescheidenersein.

Nicht zuletzt beschreiben viele Menschen nach einer durchlebten Depression einen Zugewinn an persönlicher Tiefe und nicht selten auch ein spirituelles Wachstum. Sie sind mit einer anderen Seite ihrer selbst und ihrer Umwelt in Kontakt gekommen, haben ihr Leben neu geordnet und ihre bisherigen Werte konstruktiv hinterfragt. Sie haben erlebt, dass jenseits des Sichtbaren etwas anderes Halt gibt und trägt. So sagen mir immer wieder Menschen nach einer durchgemachten Depression, dass sie diese Erfahrung nicht missen möchten und für das persönliche Wachstum dankbar sind. Auf diesem Hintergrund erscheint die Bemerkung von C. G. Jung beachtenswert: »Die Depression ist gleich einer Dame in Schwarz. Tritt sie auf, so weise sie nicht weg, sondern bitte sie als Gast zu Tisch und höre, was sie zu sagen hat.«

## Auf den Punkt gebracht

Auch wenn Depressionen oftmals Leiden verursachen und mit quälenden Erfahrungen einhergehen können, beschreiben all die negativen Symptome der Depression nur eine Seite der Medaille. Sich mit der anderen Seite zu beschäftigen, macht Sinn und kann mitunter notwendig sein. Die Frage nach den guten Gründen für das Entstehen der eigenen Depression kann hier weiterhelfen, auch wenn sie zunächst provokant erscheint. Diese Frage weitet die Perspektive und lässt einen vielleicht über den Tellerrand der gegenwärtigen Belastungen hinausschauen.

## Was bedeutet das für Sie?

Wenn Sie an einer Depression leiden, möchte ich Sie einladen, sich mit möglichen guten Gründen, warum Sie gerade jetzt erkrankt sind, auseinanderzusetzen. Lassen Sie sich hierfür Zeit. Vielleicht mögen Sie auch mit guten Freunden darüber ins Gespräch kommen. Achten Sie darauf, was sich verändert, wenn Sie den Blickwinkel der »guten Gründe« einnehmen. Seien Sie dabei neugierig sich selbst gegenüber! Und seien Sie ehrlich!

# 7. Achtung Lebensgefahr! – Warum Depressionen tödlich sein können

*Der Zweig, der nachgibt, bricht nicht.*
Aus Japan

Alle vier Minuten begeht ein Mensch in Deutschland einen Suizidversuch, alle 45 Minuten ist ein solcher erfolgreich. Im Jahre 2012 starben knapp zehntausend Menschen durch Suizid. Nicht alle litten an einer Depression. Wir können allerdings davon ausgehen, dass 40 bis 60 Prozent derjenigen, die sich das Leben nehmen, zu diesem Zeitpunkt depressiv sind. So ist das Risiko eines Suizidversuchs bei einer schweren Depression um das 21-Fache erhöht. Dies alles sind dramatische Zahlen. Umso mehr, wenn wir uns bewusst machen, dass die meisten Depressionen wieder vergehen, ein erfolgreicher Suizidversuch hingegen unumkehrbar ist.

Auf der anderen Seite ist es wichtig zu wissen, dass Suizid*gedanken* fast zu jeder Depression dazugehören, dass sie Ausdruck der inneren Not und Verzweiflung sind. Es geht also nicht darum, sich Selbstmordgedanken zu verbieten, ganz im Gegenteil soll dieses Kapitel dazu einladen und ermutigen, darüber zu reden. Denn nicht kommunizierte Selbstmordgedanken nisten sich in der Regel hartnäckig in das eigene Seelenleben ein und werden dort oft unbemerkt immer größer.

Auch besteht ein großer Unterschied zwischen gelegentlichen lebensmüden Gedanken (zum Beispiel am liebsten nicht mehr aufwachen zu wollen) und dem Planen und Vorbereiten konkreter Schritte zum Suizid. Sollte dies der Fall sein, ist umgehend Hilfe angezeigt, hier ist eine rote Linie überschritten.

Falls Sie bei sich bemerken, dass Sie konkrete Schritte für eine Selbsttötung planen, dann wenden Sie sich umgehend an eine psychiatrische Klinik mit Notfalldienst!

Genauso gefährlich ist diesbezüglich das sogenannte präsuizidale Syndrom, das letztlich die Ruhe vor dem Sturm beschreibt. Dieses ist gekennzeichnet durch ein ausgeprägtes In-sich-gekehrt-Sein. Dabei werden aggressive Gefühle anderen gegenüber auf die eigene Person gerichtet, bis der Entschluss fällt, dass das Leben so keinen Sinn mehr macht. An dieser Stelle tritt dann häufig eine »innere Gelassenheit« auf, die vermeintlich Besserung vorgaukelt, in Wirklichkeit jedoch dem geplanten Selbstmord zuzuschreiben ist.

Somit wird deutlich, was das zentrale Anliegen dieses Kapitels ist: »Reden ist Gold, Schweigen kann tödlich sein!«

Deshalb seien an dieser Stelle auch einige Mythen genannt, die sich um das Thema ranken. Immer wieder trifft man die Vorstellung an, dass diejenigen, die Selbstmordgedanken äußern, diese nicht umsetzen würden. Das ist falsch, einen solchen Zusammenhang gibt es nicht. Vielmehr gilt: Jede Suizidäußerung ist als Ausdruck einer massiven inneren Not ernst zu nehmen!

Ein weiterer Mythos auf Helferseite ist der, dass das Sprechen über Selbstmordgedanken oder -absichten diese verstärken würde. Auch hier trifft das Gegenteil zu: Die allermeisten Betroffenen erleben es als große Entlastung, endlich über das bisher versteckte Gespenst sprechen zu können.

Schließlich handelt es sich bei indirekten oder versteckten Andeutungen zu diesem Thema auch um ernst zu nehmende Warnhinweise. Diese können sich ausdrücken in

Äußerungen wie: »Es hat doch alles keinen Sinn mehr ...«, »Irgendwann muss mal Schluss sein ...«

Ein anderer wichtiger Punkt ist der Unterschied zwischen Männern und Frauen. Männer begehen dreimal häufiger Suizid als Frauen. Das liegt vor allem daran, dass sie über ihre Not und Verzweiflung nicht reden. Das »Auf-Mann-Geeichtsein«, wie Grönemeyer es besingt, führt dazu, psychische Beeinträchtigungen oder gar Depressionen als Schwäche zu begreifen, die wiederum mit dem eigenen Bild von Mannsein nicht in Einklang zu bringen ist. Um das Bild des starken Mannes vor sich und anderen aufrechtzuerhalten, werden zum Beispiel auch depressive Gefühle verdrängt, verleugnet oder mit Aktionismus oder vermehrtem Suchtmittelkonsum bekämpft. Dieses Muster wird oft so lange aufrechterhalten, bis nur noch im Suizid ein Ausweg gesehen wird (siehe hierzu auch Kapitel 3).

Die berühmte Gotland-Studie aus Schweden aus dem Jahr 1992 bestätigt dies auf eindrucksvolle Weise. Damals wurden Hausärzte darin geschult, Depressionen besser zu erkennen. Dies führte dazu, dass Depressionen bei Frauen in 90 Prozent der Fälle erkannt wurden, bei Männern hingegen in null Prozent der Fälle. Dies hatte schlicht damit zu tun, dass die Männer sich überhaupt nicht in Behandlung begaben oder aber die Symptomatik hartnäckig leugneten. Hieran hat sich in den letzten Jahren aus bereits erwähnten Gründen (Burnout-Debatte, Outing prominenter Persönlichkeiten) glücklicherweise einiges verändert, die Tendenz jedoch besteht leider weiter fort.

Neben den Männern als Hauptrisikogruppe besteht eine erhöhte Gefahr auch für Randgruppen der Gesellschaft, die oftmals im Suizid einen letzten, verzweifelten Ausweg sehen. Dies gilt zum Beispiel für homosexuelle und bisexuelle Männer sowie lesbische Frauen (dies belegen Studien zu diesen Gruppen), genauso wie für ethnische

Minderheiten, besonders junge türkische Frauen. Gerade hier zeigt sich sehr deutlich der vermeintlich nicht lösbare transkulturelle Konflikt zwischen zwei Welten, die nicht miteinander in Einklang gebracht werden können.[15] Die Werte der alten Heimat kollidieren mit denen der neuen, eine Brücke scheint oft nicht in Sicht. Der Anpassungsdruck wird dann zur Zerreißprobe. Nicht zuletzt gilt dies alles auch für Asylsuchende. Darauf sollten wir bei der aktuellen Flüchtlingsdebatte auch unser Augenmerk richten.

Auch das höhere Lebensalter, mit dem unsere Gesellschaft in zunehmender Weise konfrontiert ist, stellt an sich einen Risikofaktor dar. Dies hat viel damit zu tun, dass durch die verloren gegangenen Großfamilienstrukturen immer mehr Menschen im Alter alleine sind. Zusätzlich sind ältere Menschen mit zunehmenden Einschränkungen, körperlichen Gebrechen und Erkrankungen konfrontiert. Oft werden erst jetzt wieder belastende oder gar traumatische Kriegserfahrungen wachgerufen. Auch hier können Suizidgedanken aufkommen. Eine gesamtgesellschaftliche Debatte über den Umgang mit dem Alter und über die Notwendigkeit, alte Menschen zu integrieren, anstatt sie auszuschließen, steht dringend an!

## Auf den Punkt gebracht

Suizidgedanken sind im Rahmen von Depressionen häufig. Solche Gedanken zu haben, ist kein Ausdruck persönlichen Versagens, sie gehören zur Erkrankung. Entscheidend ist allerdings, solche Gedanken als Ausdruck innerer Not und Verzweiflung anzusehen und sich rasch Hilfe zu holen.

## Was bedeutet das für Sie?

- Sprechen über Suizidgedanken entlastet. Suchen Sie

deshalb *unbedingt* das Gespräch mit Ihrem Hausarzt, Psychiater oder Psychotherapeuten. Tun Sie dies rasch!

- Machen Sie sich bewusst, dass Suizidgedanken typische Begleitphänomene von Depressionen sind und dass sie mit einem Abklingen der Depression auch wieder verschwinden. Sie sind wie Gewitterwolken, die momentan die Sonne verdecken, die aber früher oder später wieder scheinen wird.
- Gleichzeitig kann es durchaus hilfreich sein, Suizidgedanken zum Anlass zu nehmen, darüber nachzudenken, was sich in Ihrem Leben ändern soll. Oder anders ausgedrückt: Von was möchten Sie sich verabschieden, also was »möchte sterben«? Hiermit sind nie Sie selbst als Person gemeint, sondern vielleicht belastende Beziehungen, ein unerträglicher Arbeitsplatz oder Ähnliches.
- Machen Sie sich auch bewusst, dass es ganz offensichtlich bis jetzt immer noch gute Gründe für das Leben gab! Welche sind das? Was hat Sie bisher davon abgehalten, sich das Leben zu nehmen? Formulieren Sie dies möglichst konkret und teilen Sie das auch anderen mit. Meist sind es persönliche Beziehungen, Verpflichtungen gegenüber einer wichtigen Aufgabe oder eine religiöse beziehungsweise spirituelle Überzeugung. Es ist wichtig, sich dies bewusst zu machen, da Depressionen mitunter eine derartige Sogwirkung entfalten können, dass diese »lebensbejahende Seite« vorübergehend aus dem Blick geraten kann.
- Machen Sie sich schließlich bewusst, dass Sie trotz aller Verzweiflung nie wissen können, welche vielleicht gravierende oder auch nur ganz kleine Veränderung in Ihrem Leben bereits morgen auf Sie warten könnte. Die, wüssten Sie schon heute von ihr, Ihre düsteren Gedanken ganz wesentlich in eine positive Richtung beeinflussen würde!

# 8. Was Sie tun können – Selbstfürsorge und Selbstwirksamkeit

*Höre nie auf anzufangen, fange nie an aufzuhören.*
Martin Buber

Was manchen Menschen selbstverständlich erscheint, müssen andere erst lernen. Hierzu kann auch die Sorge um sich selbst zählen. Viele meiner Patienten erzählen mir, dass sie recht gut wissen, was sie für andere tun können, wenn es denen schlecht geht. Doch sich um sich selbst gut zu kümmern, fällt ihnen schwer. Das hat häufig damit zu tun, dass es in ihrem Leben nie selbstverständlich war, sich auch um sich selbst sorgen zu dürfen, dass sie die Fürsorge anderer, besonders der eigenen Eltern, kaum erlebt haben oder dass sich durch traumatische Lebenssituationen innere Anteile entwickelt haben, die genau dies verhindern wollen: dass man Selbstfürsorge und Selbstwirksamkeit entwickelt.

Was versteht man unter Selbstfürsorge und Selbstwirksamkeit? Fürsorglichkeit zeigt sich am besten im Verhalten von liebevollen Eltern ihren Kindern gegenüber. Die allermeisten würden ihr Kind, das sich beim Spielen das Knie aufgeschlagen hat, intuitiv in den Arm nehmen und trösten. Selbstfürsorge bedeutet, ein solches mitfühlendes Verhalten auf sich selbst anzuwenden.

Warum ist das so schwer und warum gleichzeitig so wichtig?

Es gibt viele Menschen, die als Kind negative Botschaften über sich selbst erhalten haben. Abwertungen werden in Sätzen wie »du bist sowieso nichts wert«, »das hast du nicht verdient«, »das schaffst du sowieso nicht« bis hin zu »du bist der letzte Dreck« ausgedrückt. Solche Lebenserfahrungen sind nicht nur belastend, sie können auch traumatisierend wirken. Wer als Kind solchen »Erziehungsmaßnahmen« ausgesetzt war und diese Abwertungen oft genug gehört hat, glaubt ihnen. Menschen verinnerlichen solche Sätze, weil sie auch dem Überleben dienen. Als Kinder sind wir von nichts mehr abhängig als von der Fürsorge und Zuwendung der unmittelbaren Bezugspersonen. Wir schenken ihnen anfangs uneingeschränktes Vertrauen. Immerhin stammen diese abwertenden Botschaften von Menschen, die wir lieben und brauchen. Das Einweben dieser Botschaften in eigene Überzeugungen ist ein Hinweis für ein hohes Einfühlungsvermögen der Betroffenen. Spüren sie doch als Kinder intuitiv, dass sie mit den Überzeugungen, schuldig und schlecht zu sein, Eltern auf eine gewisse Weise beruhigen beziehungsweise »in Schach halten« können. Ein gewalttätiger Vater ist mit dem kindlichen Schuldeingeständnis leichter zu beruhigen als mit Vorwürfen oder gar Angriffen des Kindes.

Doch nicht nur traumatische Erfahrungen, alle Erfahrungen prägen uns und lassen uns zu dem Menschen werden, der wir sind. So hat es eine lange Tradition im christlichen Abendland, die Sorge um den anderen in den Mittelpunkt zu stellen. Das Gebot der Nächstenliebe wurde über Jahrtausende einseitig ausgelegt, das »wie dich selbst« wurde verschluckt oder ausgeblendet. Aus Angst, es anderen nicht recht zu machen oder gar als egoistisch zu gelten, vergessen viele Menschen häufig sich selbst. Wer auch an sich denkt, muss gelegentlich Grenzen ziehen und Nein sagen. Dies, so erlebe ich immer wieder bei meinen Patienten, fällt vielen unendlich schwer. Häufig steht dahinter die Angst vor Ablehnung und Zurückweisung, meist haben die

Betroffenen eine solche Ablehnung in der frühen Kindheit und Jugend erlebt. Das Vertrackte ist nun, dass sich der Wunsch nach Zugehörigkeit und Anerkennung zum inneren Antreiber für Selbstausbeutung und Aufopferung entwickeln kann. Folge ich diesem Muster eine bestimmte Zeit, leiten die anderen aus dieser Gewohnheit ein Recht auf ein »Weiter so« ab.

So erzählte mir eine Patientin, dass sie für das Dorffest stets fünf Torten gebacken hatte. Als sie nun durch eine Depression an ihre Grenzen gekommen war, entschloss sie sich, in Zukunft nur noch eine Torte beizusteuern. Das Ergebnis war zunächst ein Sturm der Entrüstung bei den anderen: »Das kannst du uns nicht antun, wenn das alle so machen würden, ausgerechnet deine tollen Torten.« Scheinbar schlagende Argumente prasselten auf sie ein und machten ihr die Abgrenzung schwer.

Für sich selbst Verantwortung zu übernehmen, bedeutet oftmals zunächst auf Widerstand und Enttäuschung zu stoßen. Das ist normal. Es bedeutet allerdings noch lange nicht, dass ich deswegen den bisherigen Weg weitergehen muss. Wenn ich einer Freundin den gemeinsamen Kinobesuch ausschlage, weil ich die Zeit für mich brauche, darf diese enttäuscht sein. Dies ist ja geradezu ein Zeichen dafür, dass ich ihr wichtig bin. Das »schlechte Gewissen«, das sich in solchen Situationen oft meldet, kann aus dieser Perspektive betrachtet in Zukunft sogar willkommen geheißen werden. Zeigt es doch auf untrügliche Weise an, dass ich beginne, mich um mich selbst zu kümmern.

Wer Veränderungen in seinem Leben vornimmt, muss wissen, dass sie auch »Nebenwirkungen« haben können. Nicht alle Freunde und Bekannte werden mir die Stange halten, nicht alle werden Verständnis für den neuen Weg haben, insbesondere dann, wenn es für sie selbst Unannehmlichkeiten mit sich bringt. Es wird sich das unangenehme »schlechte Gewissen« melden, das es zunächst auszuhalten gilt. Es verhält sich mit Veränderungen ähnlich wie bei einem Schuh, den man am falschen Fuß trägt: Er drückt, so dass ich ihn am liebsten sofort wieder ausziehen möchte. Würden Sie aber einen weichen Lederschuh über einige Woche stets am jeweils anderen Fuß tragen, so würde sich das Leder neu ausbeulen. Der Schuh würde sich nach und nach umformen und Ihnen wieder passen.

Unser Gehirn benötigt Wiederholungen und Zeit, um neue innere Pfade zu entwickeln, die zunächst zu Trampelpfaden, bei häufiger Benutzung zu breit ausgetretenen Wegen oder gar Straßen werden können. Aus der Hirnforschung wissen wir, dass diese Veränderungen bis ins hohe Alter möglich sind.

Wenn Sie auf diesem Weg neuen Handlungsspielraum erleben, spüren, dass sich etwas verändert und Sie Einfluss haben auf Ihr Leben, dann erleben Sie das, was die Psychologie Selbstwirksamkeit nennt. Gemeint ist die Erfahrung, dass man mit den eigenen Kompetenzen und Ressourcen auf seine Umgebung Einfluss nehmen kann, dass man selbst dabei etwas bewirkt. Hierzu möchte ich Sie mit den folgenden Kapiteln ermutigen.

»In der psychologischen Forschung hat sich die Selbstwirksamkeitserwartung als ein wesentlicher Faktor für Stressbewältigungskompetenz und somit für seelische wie auch körperliche Gesundheit herausgestellt. Jemand, der an seine eigenen Kompetenzen glaubt, legt eine größere Ausdauer in der Bewältigung von Aufgaben an den Tag und ist weniger anfällig für psychische Erkrankungen, wie Angststörungen und Depressionen. Auch ist er erfolgreicher im Berufsleben. Es ist selbstverständlich, dass eine solche Haltung selbstverstärkend wirkt. Mit anderen Worten: Wer an sich glaubt, ist in der Regel erfolgreicher, was den Glauben an sich selbst wiederum bekräftigt.«[16] Selbstwirksamkeit ist erlernbar. Dazu ist es notwendig, sich mit den eigenen Fähigkeiten und Stärken zu beschäftigen und darauf zu achten, wo man diese bereits erfolgreich einsetzt. Diese kleinen Erfolgserlebnisse könnten dann jeweils im Freude- und Dankbarkeitstagebuch festgehalten werden (siehe Abschnitt 8.2). Es ist notwendig, kleine Erfolge zu registrieren, und es ist hilfreich und das Erleben verstärkend, sich hierfür zu belohnen. Dies können kleine Rituale sein, wie eine bewusste Teepause, die Sie sich gönnen, einen extra Kinobesuch, ein Abend auf der Couch oder in der Sauna. Unterstützen können Sie dies noch durch entsprechende Gesten, die man sich bei den Sportlern abschauen kann. Versuchen Sie es doch einmal mit kleinen Jubelgesten. Diese muss keiner sehen, Sie können sie im stillen Kämmerlein oder vielleicht noch vor dem Spiegel ausführen. Sie geben damit Ihrem Gesamtorganismus aus Körper, Seele und Geist die Rückmeldung: »Das hast du gut gemacht, das war klasse, weiter so!«

Wenn Sie in Ihrer Umgebung zusätzlich noch Menschen haben, die Sie ermutigen und auf die Schulter klopfen, ist das wunderbar. Wenn Sie sich an Vorbildern orientieren, die vielleicht auch aus schwierigen Lebenssituationen ein persönliches kleines »Kunstwerk« gestaltet haben, ist das ebenfalls sehr unterstützend. So las ich kürzlich von einer jungen Frau, die nach der Diagnose einer multiplen Sklerose zunächst sehr verzweifelt war, bis sie sich dazu entschloss, aus ihrer Lebenssituation im Rahmen ihres Studiums der Medienwissenschaften ein Filmprojekt zu machen und dies als Abschlussarbeit einzureichen. Das Projekt wurde sehr erfolgreich, vor allem aber machte es sie so glücklich, wie sie es noch nie in ihrem Leben war.

## Auf den Punkt gebracht

Frühe Erfahrungen sind prägend, sie legen uns allerdings nicht für unser ganzes Leben fest. Heute können Sie entscheiden, mit welchen Menschen Sie sich umgeben und woher Sie Unterstützung und Ermutigung erfahren. Sie können beginnen, sich mit Ihren Fähigkeiten und Stärken – die jeder Mensch besitzt – zu beschäftigen. Sie können kleine Erfolge achtsam wahrnehmen und sich dafür belohnen. Sie können buchstäblich damit beginnen, sich häufiger auf die eigene Schulter zu klopfen. Sie können somit lernen, selbstfürsorglicher und selbstwirksamer Ihr Leben zu gestalten und die Schwierigkeiten, wie beispielsweise eine Depression, zu bewältigen.

## Was bedeutet das für Sie?

- Lernen Sie zu erkennen, wo Sie bereits gut für sich sorgen. Entdecken Sie Ihre persönlichen Handlungsspielräume, selbst wenn die Situation »eng« erscheint!
- Um Depressionen erfolgreich zu begegnen, ist es sehr sinnvoll, mehr Selbstfürsorge in sein Leben zu integrieren. Am besten beginnen Sie mit den grundlegenden Dingen wie Schlaf, Essen und Trinken sowie Bewegung. Damit bilden Sie das Fundament der Selbstfürsorge. Zusätzlich gibt es noch viele andere Möglichkeiten, mit denen Sie Ihre Fähigkeit, für sich selbst besser zu sorgen, stärken können. Anregungen hierzu finden Sie auf den nächsten Seiten.
- Stellen Sie sich bei dem, was Sie im Folgenden lesen, bitte auch immer die Frage, was zu Ihnen passt und was Sie für sich neu beginnen und ausprobieren möchten. Und nicht zuletzt: Wer könnte Sie dabei unterstützen?

## 8.1 Essen, Trinken, Schlaf und Schlafhygiene

*Die Geduld nicht verlieren, auch wenn es unmöglich erscheint, das ist Geduld.*
Aus Japan

Selbstfürsorge fängt mit dem Selbstverständlichsten an, mit Essen, Trinken und Schlafen! Viele Menschen vergessen in der Hektik des Alltags oder weil Sie mit anderen Dingen beschäftigt sind, auf regelmäßige Mahlzeiten und eine ausreichende Trinkmenge zu achten. Für die Mahlzeiten ist in der Regel ein fester Zeitrahmen hilfreich, der auch die notwendige Zeit hierfür zur Verfügung stellt; für das Frühstück sind wenigstens 15 Minuten, für das Mittagessen meist circa 30 Minuten, für das Abendessen zwischen 20 und 30 Minuten sinnvoll. Auch der Nährwert der Speisen ist von Bedeutung. Gemüse und Obst sollten jeden Tag dabei sein. Am besten, Sie probieren aus, was zu Ihnen passt und Ihnen schmeckt. Seien Sie dabei allerdings ruhig kreativ und neugierig!

Die tägliche Trinkmenge sollte mindestens 1,5 Liter betragen. Oft hängen Unkonzentriertheit und Erschöpfung schon damit zusammen, dass Sie zu wenig getrunken haben. Dies lässt sich ja leicht beheben.

Vielen ist nicht bewusst, dass auch die kleinen Dinge des Alltags für unser Wohlergehen bedeutsam sind. Dies gilt im Hinblick auf die Depression in ganz besonderer Weise für den Schlaf. Einerseits sind Schlafstörungen ein typischer Begleiter von Depressionen, andererseits können Schlafstörungen an sich auch Depressionen begünstigen. Die Schlafhygiene ist daher grundlegend für jede Depressionstherapie! Wenn Sie sich an den folgenden Hinweisen orientieren, können Sie Ihre Genesung unterstützen und benötigen vielleicht kein schlafanstoßendes Medikament.

In jedem Fall können Sie mit guten Schlafgewohnheiten Ihr Wohlbefinden positiv beeinflussen. Vielleicht mögen Sie auch ein Schlaftagebuch führen, in dem Sie einerseits die zurückliegende Nacht beschreiben, andererseits hilfreiche Strategien notieren, um so von sich selbst zu lernen.

Vermutlich haben Sie auch schon die Erfahrung gemacht, dass ein üppiges Nachtmahl, viel Alkohol oder ein abendlicher Thriller Ihnen den Schlaf rauben können. Deshalb möchte ich im Folgenden Schlafunterstützer benennen und Sie einladen, diese für sich auszuprobieren. Geben Sie allerdings nicht zu schnell auf, sondern halten Sie sich wenigstens vier Wochen an diese vielleicht neuen Gewohnheiten. Ihr Organismus benötigt Zeit zur Umstellung!

1. Halten Sie eine gleichbleibende Schlafenszeit ein. Gehen Sie möglichst vor Mitternacht zu Bett und stehen Sie rechtzeitig auf, unabhängig von der Schlafqualität während der Nacht. Ein langes Schlafen in den Vormittag hinein verschlechtert den Start in den Tag und führt nicht selten zu einer depressiven Stimmung, vor allem wenn man ohnehin dazu neigt. Dies gilt auch für die Wochenenden und den Urlaub!
2. Genauso sollten Sie auf einen Mittagsschlaf verzichten, weil dieser ebenfalls die Stimmung verschlechtert und das abendliche Einschlafen verzögert. Wenn das Schlafbedürfnis zu groß ist, schlafen Sie maximal 20 Minuten. Dösen Sie nicht vor dem Fernsehgerät ein!
3. Halten Sie sich an feste Essenszeiten. Das hilft Ihnen dabei, auch den Schlafrhythmus zu verbessern.
4. Gehen Sie nur zum Schlafen ins Bett und verbringen Sie dort nur so viel Zeit, wie Sie im Durchschnitt der letzten Woche geschlafen haben! Das sind oft nicht mehr als sieben Stunden.
5. Trinken Sie wenig bis keinen Alkohol, vor allem mindestens drei Stunden vor dem Schlafengehen nicht mehr!

Schon geringe Alkoholmengen lassen einen in der zweiten Nachthälfte meist erwachen. Wenn man an einer Depression leidet, schläft man dann oft nicht mehr ein.

6. Trinken Sie etwa sechs bis acht Stunden, bevor Sie ins Bett gehen, keinen Kaffee, schwarzen oder auch grünen Tee mehr. Gleiches gilt auch für andere anregende Getränke. Vielleicht mögen Sie auch einmal ganz auf diese Getränke verzichten oder sie nur morgens zu sich nehmen.
7. Rauchen Sie nicht nach 19 Uhr! Nikotin hat eine ähnliche Wirkung auf den Schlaf wie Koffein.
8. Beenden Sie die letzte Mahlzeit etwa drei Stunden vor dem Zubettgehen.
9. Vermeiden Sie körperliche Anstrengung am späteren Abend. Sie aktivieren damit Ihren Sympathikus, den Teil des vegetativen Nervensystems, der für Aktion zuständig ist. Er braucht oft mehrere Stunden, um wieder zur Ruhe zu kommen. Bewegung am Tag hingegen fördert die Schlafqualität.
10. Verringern Sie den Nutzen von LED-Bildschirmen (Computer, Tablet-PC und Smartphones). Deren gegenüber dem Tageslicht erhöhter Anteil an Blaulicht verursacht nachweislich Schlafstörungen[17], indem das für den Nachtschlaf wichtige Hormon Melatonin in geringerem Maße gebildet wird.
11. Nutzen Sie das Schlafzimmer nur zum Schlafen. Verbannen Sie alles, was an Arbeit und Pflicht erinnert, aus diesem Zimmer, dies gilt auch für die Dinge auf dem Nachttisch. Sorgen Sie für Behaglichkeit. Schalten Sie störende Licht- und Geräuschquellen ab, das gilt auch für den Display des Weckers oder dessen Ticken. Vielleicht hilft Ihnen auch eine Schlafmaske.
12. Schauen Sie nachts *nicht* auf den Wecker! Sie werden sonst sehr schnell immer genau um diese Zeit erwachen

(man nennt das Konditionierung). Außerdem kann der mögliche Ärger über das frühe Erwachen das Weiterschlafen gänzlich verhindern. Sollten Sie aufstehen müssen, lassen Sie das Licht aus. Nutzen Sie, wenn nötig, Steckdosenlichter zur Orientierung.

13. Wenn Sie tatsächlich nicht mehr einschlafen können, wälzen Sie sich nicht unnötig umher, sondern stehen Sie auf, egal wie spät es ist. Machen Sie etwas eher Langweiliges beziehungsweise Entspannendes (zum Beispiel Musik hören, Gedichte lesen und auswendig lernen) und gehen Sie erst wieder ins Bett, wenn Sie müde werden.
14. Oder bleiben Sie einfach entspannt liegen, weil auch das schon erholsam ist, und machen Sie sich bewusst, dass Sie oft genug schon mit wenig Schlaf gut durch den Tag gekommen sind.
15. Führen Sie keine Problemgespräche und schreiben Sie keine To-do-Liste für den nächsten Tag vor dem Zubettgehen, sondern tun Sie diese Dinge am Tag.
16. Wenn Sie ins Grübeln verfallen, schreiben Sie den Inhalt Ihrer Grübelgedanken auf und verabreden Sie mit sich einen festen Zeitpunkt am nächsten Tag, wo Sie sich dessen bewusst annehmen werden. Stoppen Sie jeden erneuten Gedanken daran, so gut es geht, mit dem inneren Hinweis, dass dafür morgen Zeit reserviert ist.
17. Zählen Sie stattdessen Ihre Atemzüge und machen Sie somit aus der Not der Schlaflosigkeit eine Tugend der Achtsamkeit.
18. Versuchen Sie ganz bewusst, die nächste halbe Stunde nicht einzuschlafen! Was geradezu provokant klingt, hilft Ihnen den Einschlafdruck zu nehmen. Schon der berühmte Psychiater Viktor Frankl hat das vor siebzig Jahren seinen Patienten mit Erfolg verschrieben. Er verglich den Schlaf mit einer Taube, die wegfliegt, sobald man nach ihr greift.

19. Kämpfen Sie nicht gegen Ihre Schlafstörungen, versuchen Sie sie vielmehr zu akzeptieren.[18]
20. Sollte Ihr Partner Sie zum Beispiel durch sein Schnarchen, Umherwälzen, frühes Aufstehen oder anderes stören, besprechen Sie eine räumliche Trennung. Das wird Ihrer Liebe keinen Abbruch tun. Im Gegenteil gibt es dann keinen Grund mehr, auf den anderen ärgerlich zu sein, wenn Sie seinetwegen erwachen. Schlafen Sie auf alle Fälle mit eigener Bettdecke.
21. Wenn Sie selbst unter Schnarchen leiden, fragen Sie Ihren Partner, ob Sie Atemaussetzer haben. Dann sollten Sie umgehend mit Ihrem Hausarzt darüber sprechen, um ein Schlaf-Apnoe-Syndrom abzuklären. Dies kann manchmal der alleinige Grund für eine Depression sein.
22. Gehen Sie täglich wenigstens 15 Minuten an die frische Luft, weil Lichtexposition antidepressiv wirkt.

## Auf den Punkt gebracht

Regelmäßiges Essen und Trinken und erholsamer Schlaf sind die Grundpfeiler der Selbstfürsorge. Ein gesunder Schlaf ist wesentlich für unsere Regenerationsfähigkeit und ein Gradmesser unserer Stresstoleranz. Es gibt zum Glück viele hilfreiche nicht medikamentöse Maßnahmen, hier gut für sich zu sorgen.

## Was bedeutet das für Sie?

Sollten Sie an Schlafstörungen leiden, möchte ich Sie ermutigen, sich mit der in diesem Kapitel beschriebenen Liste von Schlafhygienemaßnahmen zu beschäftigen. Ohne Druck, jedoch mit einer gewissen Beharrlichkeit. Sie können Ihren Schlaf durchaus auf vielfältige Weise fördern, dafür benötigt Ihr Organismus allerdings Umgewöhnungszeit, so ähnlich wie bei einem Jetlag.

## 8.2 Dankbarkeit und Gelingen – mit beiden Augen sehen lernen

*Ein süßes Wort erfrischt oft mehr als Wasser und Schatten.*
Buddha

In der Evolution war es über Jahrtausende von großem Vorteil, dass unser Gehirn sich auf das rasche und frühzeitige Erkennen von Gefahren des Lebens spezialisiert hatte. Wer zu entspannt und gelassen durch die Steinzeit ging, hatte nicht lange etwas davon. Außerdem pflanzte er sich eher nicht fort. So erklären uns die Evolutionsbiologen unseren oft einseitigen, mitunter pessimistischen Blick auf die Welt. Heute allerdings, da diese Gefahren zumindest im Alltag der allermeisten von uns nicht mehr existieren, steht diese früher sinnvolle Strategie einem erfüllten, zufriedenen Leben im Weg.

Etwas von diesem wichtigen Überlebensprinzip der Evolution steckt auch in der Depression: der überkritische Blick auf sich selbst und die Welt, die Fokussierung auf Schweres und Belastendes. Vor allem in einer depressiven Phase ist es besonders hilfreich, den Blick wieder auf das Positive richten zu lernen, auf das, was trotz der Depression gelingt, was Sie trotz der Depression erfreut und wofür Sie trotz der Depression dankbar sind. Dies kann die Gegenwart verändern und die Depression beeinflussen.

Um sich den Aspekten von Freude, Gelingen und Dankbarkeit anzunähern, eignet sich ein Tagebuch, das Sie möglichst täglich führen. Auch wenn diese Übung Ihnen nicht immer leichtfällt und manchmal vielleicht zu mühselig erscheint, weil selbst das Schreiben an manchen Tagen schwerfällt, tut die Regelmäßigkeit gut. Manchmal kann auch das praktische Gestalten des Freudetagebuchs eine gute Alternative sein, zum Beispiel Postkarten oder Blätter von Bäumen einzukleben oder etwas zu malen. Finden Sie den zu Ihnen passenden Umgang mit dem Dankbarkeits- und Freudetagebuch!

In besonders dunklen Momenten hilft der Blick auf die Dankbarkeit. In ihr steckt eine besondere Haltung dem eigenen Leben und Erleben gegenüber, die unabhängig von einer vielleicht gerade nicht spürbaren Lebensfreude ist. Trotz der Depression kann ich dankbar für bestimmte Aspekte meines Lebens sein. Schon allein die Frage, was ich meinen Sinnen verdanke, kann eine erstaunliche Erweiterung des eigenen Blickwinkels bewirken. Was verdanke ich beispielsweise meinen Augen oder Ohren, was kann ich durch sie jetzt gerade wahrnehmen, was mir sonst verborgen bliebe?

Ich kann diese Sichtweise auch auf meine Vergangenheit anwenden: Wem verdanke ich etwas in meinem bisherigen Leben? Habe ich das dieser Person schon einmal gesagt? Dies eventuell nachzuholen, kann einem selbst Glücksmomente verschaffen. Denn die Beschäftigung mit Dankbarkeit aktiviert Bereiche in unserem Gehirn, die mit positiven Gefühlen einhergehen. Es gibt wissenschaftliche Untersuchungen, die bestätigen, dass Menschen, die nur zwei Wochen täglich ein Dankbarkeitstagebuch führen, gegenüber denen, die Alltagserlebnisse oder ihr Gefühlsleben einem »normalen« Tagebuch anvertrauen, mehr Freude und Zufriedenheit in ihrem Leben empfinden.[19]

Lassen Sie sich nicht entmutigen! Wie bei allem Neuen gilt: Das regelmäßige Üben macht es von Tag zu Tag leichter! Wenn Sie auf Ihr bisheriges Leben zurückblicken, werden Sie hierfür vielfältige Bestätigungen finden, zum Beispiel wie Sie Auto- oder Fahrradfahren oder eine Fremdsprache gelernt haben …

Einer Patientin, die gerade erheblichen Belastungen in ihrem Umfeld ausgesetzt war und erneut in schon bekannte depressive Gefühle abzugleiten drohte, machte ich im Rahmen einer ambulanten Psychotherapie den Vorschlag, trotz all dieser Schwierigkeiten ein Freude- und Dankbarkeitstagebuch zu führen, für das sie sich bewusst 5 Minuten pro Tag Zeit nehmen sollte. Bei unserem Termin zwei Wochen später erzählte sie, dass ihr gerade dieses feste Ritual sehr geholfen habe, die Belastungen besser zu bewältigen. Diese seien nicht weniger geworden, aber sie hätten sich irgendwie relativiert! Sie wolle dies nun zu einer guten neuen Gewohnheit werden lassen.

## Auf den Punkt gebracht

Trotz depressiver Gefühle ist ein zusätzlicher Blickwinkel möglich, wir können mit beiden Augen sehen. Erst dadurch entsteht ja übrigens auch die Tiefenschärfe! Und genau dazu möchte ich Sie einladen! Es ist durchaus möglich, unterschiedliche Gefühle zeitnah oder sogar gleichzeitig zu fühlen, wir können traurig sein und dennoch über einen guten Witz lachen. Gerade in einer Depression können Sie dieses Prinzip nutzen: neben dem Schweren auch auf das Gelingen, auf die kleinen Sonnenstrahlen achten zu lernen. Und: dankbar zu sein für das, was Ihnen im Moment zur Verfügung steht, wie zum Beispiel die Unterstützung durch Ihre Familie, Freunde oder das Gesundheitssystem. Genauso hilfreich ist es, als kleine Übung auf frühere Erlebnisse oder Dinge zurückzublicken, für die Sie ebenfalls dankbar sein können. Sie könnten auch das in Ihr Freude- und Dankbarkeitstagebuch eintragen!

## Was bedeutet das für Sie?

Führen Sie ein Freude- und Dankbarkeitstagebuch und entwickeln Sie das Sehen mit beiden Augen! Sammeln Sie Augenblicke, die sich aus dem Strom des Schweren abheben, Leichtes, das dem Schweren trotzt! Die nachfolgende Tabelle kann Ihnen hierfür als Anregung dienen.

| Datum | Meine Momente der Freude | Dafür bin ich heute dankbar | Wen habe ich daran heute teilhaben lassen? |
| --- | --- | --- | --- |
| | 1.<br>2.<br>3.<br>4. | 1.<br>2.<br>3.<br>4. | |
| | 1.<br>2.<br>3.<br>4. | 1.<br>2.<br>3.<br>4. | |
| | 1.<br>2.<br>3.<br>4. | 1.<br>2.<br>3.<br>4. | |

Das abschließende Gedicht von Jean Gebser kann Sie dabei vielleicht unterstützen.

## Es will vieles werden[20]

Wir gehen immer verloren,
wenn uns das Denken befällt,
und werden wiedergeboren,
wenn wir uns ahnend der Welt

anvertrauen, und treiben
wie Wolken im hellen Wind,
denn alle Grenzen, die bleiben,
sind ferner als Himmel sind.

Und es will vieles werden,
aber wir greifen es kaum.
Wie lange sind wir der Erden
Ängstliche noch im Traum,

Fragwürdige noch wie lange,
da alles sich schon besinnt,
da das, was einstens so bange,
schon klarer vorüberrinnt?

Daß uns ein Sanftes geschähe,
wenn uns der Himmel berührt,
wenn seine atmende Nähe
uns ganz zum Hiersein verführt.

Jean Gebser (1905–1973)

## 8.3 Zu eigenen Werten und persönlichen Aufgaben finden

*Feste Entschlossenheit und Klarheit im Inneren,*
*sanfte Anpassung und Stärke im Äußeren:*
*Das ist der Weg, etwas zu erreichen.*
I Ging

Es war Viktor Frankl, der Wiener Psychiater und Neurologe, der bereits in den frühen 30er Jahren des letzten Jahrhunderts einen einfachen und dennoch genialen Einfall hatte. Immer wieder war es damals in Wien nach der Vergabe der Abschlusszeugnisse unter Schülern zu verzweifelten Suizidversuchen und erfolgreichen Suiziden gekommen. Frankl hatte nun die Idee, für die gefährdeten Schüler Jugendberatungsstellen einzurichten. Schon damals glaubte er wie sein ganzes weiteres Leben fest daran, dass Menschen eine sinnstiftende Aufgabe, eine bewältigbare Herausforderung, kurzum einen Sinn in ihrem Leben benötigen, um Schwierigkeiten und Belastungen zu überwinden. Sein Einsatz führte zu einem eindrucksvollen Ergebnis: die Suizidrate ging auf null zurück.

Einige Jahre später, nachdem Frankl im Konzentrationslager eigene traumatische Erlebnisse überlebt und alle engen Familienangehörigen verloren hatte, entwickelte er dennoch die Logotherapie und Existenzanalyse als sinnorientierte Psychotherapie weiter. Er blieb davon überzeugt, dass wir Menschen sinnorientierte Wesen sind, dass wir in unserem Lebensalltag Aufgaben benötigen, die uns ansprechen und herausfordern. Frankl glaubte, dass es unserem Wesen entspricht, über uns hinauszuwachsen. Er nannte dies Selbsttranszendenz.[21] Heute würden wir vermutlich eher von Mitgefühl und Verbundenheit sprechen. Gemeint ist das Gleiche: Wir Menschen brauchen das Erleben von Gemeinschaft, wir brauchen Aufgaben und Herausforderungen, die Sinn machen und uns mit den anderen beziehungsweise der Umwelt verbinden.

Auf Dauer gegen die eigene Überzeugung zu handeln oder aber persönliche Werte zu ignorieren, erhöht das Risiko seelischer Erschöpfung und innerer Leere und führt nicht selten zu Burnout und Depressionen. Auf der anderen Seite können dann diese Symptome zum Nachdenken darüber einladen, was mir wirklich wichtig ist, für was ich einstehen möchte. Vielleicht mögen Sie an dieser Stelle nochmals zum Kapitel der »guten Gründe für die Depression« (Kapitel 6) zurückblättern, in dem dieser Gedanke vertieft wird.

Vielleicht kennen Sie Ihre persönlichen Werte sehr gut, vielleicht aber zucken Sie ratlos mit den Schultern. Viele Menschen können oftmals sehr klar sagen, was ihnen eigentlich wichtig ist und wofür sie gerne einstehen würden, lassen dann allerdings das berühmte »Aber« folgen. Wenn Sie dazu gehören, nehmen Sie sich möglichst jetzt Papier und Bleistift zur Hand und schreiben Sie auf, wofür Ihr Herz schlägt. Gerne können Sie zwei weitere Spalten anfügen, in die Sie erstens aufnehmen, was sich in Ihrem Leben ändern würde, wenn Sie dieser Vision folgen würden, und zweitens, was dagegenspricht, ihr wirklich zu folgen.

Sollten Sie hingegen keine Idee davon haben, was für Sie persönlich Sinn macht und was Sie begeistern und mitreißen könnte, dann möchte ich Sie für eine kleine Zeitreise gewinnen, bei der Sie bei sich selbst »in die Schule gehen«. Versetzen Sie sich zurück in Ihre Jugend, vielleicht in das Alter von 15 oder 16 Jahren. Schreiben Sie auf, mit welchen Träumen Sie dem Erwachsenwerden entgegensahen, was Sie in der Welt verändern wollten. Welche konkreten Dinge waren das? Dies könnte zum Beispiel der Wunsch nach einem kleinen Garten gewesen sein, der Traum, in einer Band zu spielen, und vieles mehr. Gerne können Sie diesen Rückblick auch noch um die Zeit des jungen Erwachsenseins ergänzen. Halten Sie Ihre Träume und Visionen schriftlich fest und überprüfen Sie, was davon Realität geworden ist, was sich verändern würde, wenn Sie es heute umzusetzen begännen, und was dafürspricht, genau dies zu tun!

Es geht hierbei nicht darum, eine einzige lebenserfüllende Aufgabe zu finden, dies kann leicht überfordern. Vielmehr möchte ich dafür werben, einen möglichst großen Blumenstrauß persönlicher Werte zusammenzutragen, der dann Ausgangspunkt für unterschiedlichste Aufgaben, ganz kleiner, vielleicht auch größerer werden kann.

Sollten Sie von einer Depression betroffen sein, dann möchte ich Sie dafür gewinnen, diese auch als Chance zu betrachten, sich mit dem zu beschäftigen, was Ihnen wirklich wichtig ist im Leben. Auch wenn oder gerade weil das aus unterschiedlichen Gründen vielleicht verloren gegangen scheint. Möglicherweise stoßen Sie schon bald auf ungeahnte innere Goldminen. Vielleicht können Sie sogar im Rückblick hierin einen entscheidenden Wendepunkt in Ihrer Erkrankung erkennen. Hierfür lohnt es sich auch, die eigenen Fähigkeiten und Stärken aufzuschreiben. Wenn Ihnen nichts einfällt, fragen Sie Ihre Freunde, Bekannten, Partner etc.

## Auf den Punkt gebracht

Ich möchte Sie dazu ermutigen, die gegenwärtig dunkle Phase in Ihrem Leben als Einladung zu betrachten, sich mit Ihren persönlichen Werten zu beschäftigen und herauszufinden, ob andere Aufgaben als bisher Ihr Leben bereichern könnten. Machen Sie sich dabei bewusst, dass das Leiden an Aufgaben, die Sie als sinnlos erleben, sehr wohl seelisch krank machen kann. Dies ist allerdings keine Schwäche, sondern vielmehr eine besondere menschliche Fähigkeit und Stärke. Das »seelische Sinnbarometer« meldet sozusagen eine Schlechtwetterfront und gibt somit Anlass, darauf zu reagieren.

## Was bedeutet das für Sie?

Der Blick in die eigene Biographie, auf das, was Sie als junger Mensch mit Ihrem Leben machen wollten, kann dabei helfen, auf persönliche Werte zu stoßen. Ebenso hilfreich ist die Auseinandersetzung mit Vorbildern. Also mit Menschen, die Ihrer Ansicht nach genau diese Dinge verwirklicht haben, die auch für Sie ein sinnerfülltes Leben ausmachen. Schließlich kann Ihnen die Beschäftigung mit den eigenen Fähigkeiten und Stärken dabei helfen, sich Ihren Werten anzunähern. Denn meist meldet sich bei dem, was man gut kann, ein Gefühl von Stimmigkeit, das Sinnbarometer springt auf Sonnenschein. Ein musikalischer Mensch kann dabei zum Beispiel entdecken, wie erfüllend es ist, wenn andere seiner Darbietung lauschen. Andere zu erfreuen, fällt auf einen selbst zurück (siehe Kapitel »Das 80-Prozent-Prinzip, S. 94). Weil die Beschäftigung mit den eigenen Fähigkeiten gerade bei Depressionen dem momentanen Empfinden widerspricht, beziehen Sie Ihre Freunde und Partner ein und bitten Sie diese um ein »Stärken-Feedback«! Auch wenn Sie deren Rückmeldung gegenwärtig keinen Glauben schenken können, lassen Sie es einfach ohne Widerspruch stehen!

| | |
|---|---|
| Welche Werte sind Ihnen heute wichtig? | |
| Welche Werte prägten Ihr Erwachsenwerden? | |
| Wo kommen Ihre Werte in Ihrem Leben zum Tragen? | |
| Welche Menschen dienen Ihnen als Vorbild? | |

Vielleicht kann Ihnen die folgende Geschichte helfen, das Thema auf einer anderen Ebene zu verstehen und sich auf die Suche nach den »großen Steinen« in Ihrem Leben zu machen.

## Die großen Steine

Eines Tages sollte ein älterer Professor der Nationalen Hochschule für Verwaltung in Frankreich ein Referat über effiziente Zeitplanung vor einer Gruppe von ungefähr fünfzehn Managern großer nordamerikanischer Firmen halten. Der Kurs war einer von fünf Workshops an einem Ausbildungstag. Dem alten Professor wurde nur eine Stunde zugeteilt, um sein Thema zu vermitteln. Als er vor diese Gruppe von Elitemanagern trat, die bereit waren, alles aufzunehmen, was der Experte sagen würde, schaute ihnen der alte Professor einem nach dem anderen in die Augen, dann sagte er:

»Wir werden ein Experiment machen.«

Er holte unter dem Tisch, der ihn von seinen Zuhörern trennte, einen großen Topf hervor und stellte ihn vor sich auf den Tisch. Dann nahm er etwa ein Dutzend Steine, alle so groß wie Tennisbälle, und legte sie, einen nach dem anderen, sorgfältig in den Topf hinein. Als der Topf randvoll war und kein einziger Stein mehr hinzugefügt werden konnte, hob der Professor langsam seinen Blick und fragte seine Zuhörer: »Ist der Topf voll?« – »Ja!«, sagten alle. Er schwieg ein paar Sekunden und fragte: »Wirklich?«

Dann beugte er sich und holte unter dem Tisch ein mit Kies gefülltes Gefäß hervor. Mit großer Sorgfalt schüttete er den Kies auf die Steine, danach schüttelte er den Topf leicht, um den Inhalt hineinzumischen. Die kleinen Kieselsteine sickerten durch die großen Steine bis zum Topfboden. Der alte Lehrer richtete erneut den Blick auf seine Zuhörer und fragte: »Ist der Topf voll?« Diesmal fingen seine brillanten Schüler an, sein Spielchen zu durchschauen.

Einer von ihnen antwortete: »Wohl nicht!« – »Gut!«, antwortete der alte Professor.

Diesmal holte er unter dem Tisch einen Kessel mit Sand hervor. Sorgfältig schüttete er den Sand in den Topf hinein. Der Sand füllte den Raum zwischen den großen Steinen und dem Kies. Ein drittes Mal fragte er: »Ist der Topf voll?« Diesmal, ohne zu zögern und im Chor, antworteten alle: »Nein!« – »Gut!«, sagte der alte Professor. Während die Manager aufmerksam jede Bewegung verfolgten, nahm er den Krug Wasser, der auf dem Tisch stand, und füllte den Topf damit bis zum Rand. Der alte Professor blickte wieder auf und fragte: »Welche große Wahrheit hat uns dieses Experiment gezeigt?«

Die mutigsten seiner Schüler dachten an das Kursthema und antworteten: »Es hat uns gezeigt, dass es immer möglich ist, noch ein Treffen oder eine Aufgabe in die Agenda einzufügen, wenn man wirklich will, auch wenn man glaubte, sie sei längst randvoll!«

»Nein«, antwortete der alte Professor, »das ist nicht der Fall. Die große Wahrheit, die uns dieses Experiment zeigt, ist die folgende: Wenn man nicht zuerst die großen Steine in den Topf hineinlegt, wird es später niemals mehr möglich sein, sie alle hineinzugeben.«

Es herrschte tiefe Stille, als sich jeder der Selbstverständlichkeit dieser Aussage bewusst wurde.

Dann sagte der alte Professor: »Welches sind die großen Steine in Ihrem Leben? Ihre Gesundheit? Ihre Familie? Ihre Freunde? Ihre Träume realisieren? Das tun, was Sie wirklich wollen? Lernen? Sich für eine große Sache einsetzen? Es ist wichtig, zuerst den Raum für die großen Steine im Leben freizuhalten. Nimmt man zuerst den Kies und den Sand, riskiert man, dass für die großen Steine nachher kein Platz mehr da ist. Man riskiert, dann nichts aus seinem Leben zu machen. Darum vergessen Sie bitte nicht, sich selbst die Frage zu stellen: Was sind die großen Steine in meinem Leben? Legen Sie sie als Erstes in Ihren Topf!«

Mit einem freundlichen Winken verabschiedete sich der alte Herr von seinen Zuhörern und verließ den Saal.

(Quelle unbekannt)

## 8.4 Das Scheinriesenproblem oder: Wie Sie Gefühle beeinflussen können

*Sag ja zum Unerwarteten*
*Sag ja zu den Überraschungen,*
*die deine Pläne durchkreuzen,*
*deine Träume zunichtemachen,*
*deinem Tag eine ganz andere Richtung geben,*
*ja, vielleicht deinem Leben.*
Dom Hélder Câmara

In seinem weltberühmten Kinderbuch über Jim Knopf und Lukas, den Lokomotivführer, berichtet Michael Ende von einer besonderen Begegnung, die mit dem Scheinriesen Tur Tur. Jim Knopf und Lukas sind schon einige Zeit mit ihrer Lokomotive Emma unterwegs. Auf ihrer Reise durch die Wüste gehen ihnen die Vorräte langsam aus und sie brauchen für Emma dringend frisches Wasser. Da entdecken sie plötzlich am Horizont etwas Furchterregendes, einen gewaltigen Riesen, der so groß ist, dass sogar der höchste

Berg neben ihm wie eine Streichholzschachtel aussieht. Zunächst bekommt Jim schreckliche Angst, er hält den Riesen für ein Ungeheuer. Doch Lukas beweist Mut und winkt ihn zu sich. Je näher der Riese kommt, desto kleiner wird er und desto glücklicher sieht er aus. Als Tur Tur schließlich neben ihnen steht, ist er auf Normalgröße geschrumpft, ja, er ist sogar kleiner als Lukas selbst. Und nicht nur das: Er erweist sich als freundlich und hilfsbereit und lädt Jim, Lukas und ihre Lokomotive Emma zu sich ein. Dabei erzählt ihnen der Scheinriese von seiner Einsamkeit, weil alle ihn aus Angst meiden. Die nun beginnende Freundschaft verändert auch das Leben von Tur Tur. Im Folgeband »Jim Knopf und die Wilde 13« verschaffen Lukas und Jim ihrem Freund eine neue Aufgabe. Er wird Leuchtturm. So nutzt er seine Eigenschaft sozusagen als Ressource.

Vielleicht werden Sie sich jetzt fragen, was diese Kindergeschichte mit Gefühlen und ihrer Beeinflussbarkeit zu tun hat. Das möchte ich Ihnen gerne erklären.

Gefühle gehören zur Entwicklung der Gattung Mensch von Anfang an dazu. Sie entwickelten sich früh in der Evolution, um das Überleben der Menschheit zu sichern. Wie funktioniert dies? Gefühle sind schnell, schneller als Gedanken und planvolles Handeln. So veranlasst uns beispielsweise ein Gefühl von Angst, reflexartig einem Auto oder vor Jahrtausenden einer Schlange oder einem Säbelzahntiger auszuweichen. Hätten sich unsere Vorfahren erst den Kopf darüber zerbrochen, ob es sich bei dem geschlängelten Etwas auch um einen Stock handeln könnte, hätten sie nicht überlebt, wie uns die Evolutionsbiologen erklären. Und auch in einer sozialen Gemeinschaft sorgten die Gefühle für ein möglichst einvernehmliches Zusammenleben. So sorgten zum Beispiel Gefühle von Schuld und Scham nach einem Vergehen dafür, dass man sich zurück in die Gemeinschaft begeben kann. Wer diese Gefühle nicht aufbringen konnte, wurde in der Regel ausgestoßen, was damals den sicheren Tod bedeutete.

Gefühle regulieren also Beziehungen und sichern das Überleben. Das ist sinnvoll. Aus evolutionsbiologischer Sicht sind sie genau deswegen entstanden.

Gefühle vermitteln selbstverständlich auch noch etwas ganz anderes. Immer wenn ich Patienten in einer Therapie frage, ob sie auf ihre Gefühle lieber verzichten möchten, erhalte ich nach einigen Überlegungen eine verneinende Antwort. Dies hat damit zu tun, dass neben den belastenden Gefühlen dann auch die freudvollen, angenehmen Gefühle in den Fokus geraten, die das Erleben bereichern und erfüllen können.

Schwierig wird es, wenn belastende, zum Beispiel depressive Gefühle das Steuer übernehmen und mehr und mehr Raum einnehmen. Eine verständliche Reaktion auf unangenehme Gefühle ist das Vermeiden, meist aus der Angst heraus, diese Gefühle nicht ertragen zu können oder von diesen Gefühlen überwältigt zu werden, zum Beispiel von Traurigkeit oder Scham. Hier kommen wir auf die anfänglich erzählte Geschichte zurück. Diese Gefühle sind dann Scheinriesen: aus der Entfernung betrachtet riesig groß, furchterregend und nicht bewältigbar. Was wir jedoch von Lukas lernen können, ist Folgendes: Wenn wir uns den Scheinriesen mit Mut nähern, schrumpfen sie auf Normalgröße zusammen. Vielleicht entwickelt sich sogar ein freundschaftliches Verhältnis zu ihnen, weil ähnlich wie in der Kindergeschichte ein Verständnis für die dahinterstehende Not entsteht. So können Selbstzweifel und Unsicherheit zum Beispiel Hilferufe nach Unterstützung sein und dem Wunsch nach Zusammenhalt und Gemeinschaft wider die Einsamkeit Ausdruck verleihen. Traurigkeit möchte eigentlich Trost, Angst möchte Begleitung. Wenn das deutlich wird, kann es schließlich sogar gelingen, den Gefühlen einen neuen Platz einzuräumen, an dem sie nützlich sind, so wie Tur Tur als Leuchtturm.

Und noch etwas kann in dieser Annäherung an zunächst ungeliebte Gefühle geschehen: Kraft und Energie können freigesetzt werden. Wie kann das möglich sein? Gefühle, die ich mit aller Macht wegzudrängen und zu vermeiden versuche, sind mit einem Wasserball zu vergleichen, den ich unter der Wasseroberfläche halten möchte. Ich brauche dazu Kraft, Aufmerksamkeit und beide Hände. All das entfällt, wenn ich den Ball loslasse und ihm erlaube, an die Wasseroberfläche zu gelangen. Der Kampf gegen Gefühle kostet oftmals mehr Kraft, als sich den Gefühlen zu stellen. Diese Erfahrung allerdings muss ich selbst machen, bevor ich ihr glauben kann. Oftmals ist hierfür eine wohlwollende und unterstützende Begleitung, zum Beispiel im Rahmen einer Psychotherapie hilfreich.

Um zu lernen, wie man Gefühle beeinflusst, ist es hilfreich, sie zu erkennen und zu unterscheiden. Dies ist nicht immer einfach und sofort ersichtlich. Deswegen schlage ich vor, Gefühle in verschiedene Teilaspekte zu zerlegen. So gibt es das Fühlen, das oftmals ganz eng mit *Körperempfindungen* verbunden ist, ferner gibt es gefühlstypische *Gedanken* und entsprechende *Handlungsimpulse*. Wenn wir uns beispielhaft das Gefühl der Wut anschauen, können wir diese Ebenen gut unterscheiden. Der Volksmund beschreibt oft die entsprechenden Körperempfindungen, indem man zum Beispiel von der »Wut im Bauch« spricht. Ein daraus resultierender Gedanke könnte sein: »Dir zeig ich's, das lass ich mir nicht gefallen, na warte.« Der entsprechende Handlungsimpuls könnte dann »Angreifen, Herumschreien oder etwas Zerstören« sein. Wenn wir diese Ebenen unterscheiden, hilft uns das, Gefühlen besser auf die Spur zu kommen. Dies ist eine gute Voraussetzung, um sie beeinflussen zu können.

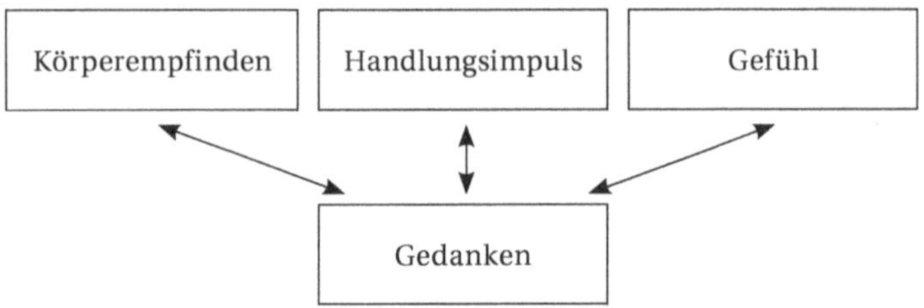


Abbildung 2: Bestandteile von Gefühlen[22]

Ich kann beispielsweise einen *Handlungsimpuls* bewusst stoppen und lernen, alternativ, vielleicht sogar entgegengesetzt zu handeln. Ich kann lernen, entsprechenden *Gedanken* andere Gedanken an die Seite zu stellen, und ich kann lernen, das *Körperempfinden* zur Beeinflussung der Gefühle zu nutzen, indem ich zum Beispiel eine aufrechte Körperhaltung einnehme, die mir selbst Sicherheit und Stärke vermittelt, auch wenn mir zunächst nicht danach zumute ist. Es ist nämlich wissenschaftlich erwiesen, dass Gefühle nicht nur die Körperhaltung beeinflussen, sondern auch umgekehrt die jeweilige Körperhaltung unsere Gefühle (siehe weiter unten im Text)!

Wenn ich beispielsweise aus einer depressiven Stimmung heraus den *Impuls* verspüre, mich weiter zurückzuziehen und im Grübeln zu versinken, weil sich vielleicht noch der *Gedanke* hinzugesellt hat, dass mich sowieso keiner mag und ich für alle eine Last bin, dann kann es hilfreich sein, diesem Impuls und diesen Gedanken nicht nachzugeben, sondern entgegengesetzt zu handeln. Dies kann konkret bedeuten, trotz der Rückzugstendenzen einen Spaziergang mit einer Freundin oder einem Freund zu unternehmen, trotz der düsteren Gedanken in Kontakt mit anderen zu bleiben, zum Beispiel ein kurzes Telefonat mit einem Freund zu führen und dabei zu überprüfen, ob diese

Gedanken tatsächlich zutreffend sind. Genauso hilfreich kann es sein, dem Rückzugswunsch mit einer kleinen Aktivität zu begegnen, die ich für mich alleine unternehme.

Noch leichter ist es, die eigene *Körperhaltung* zu verändern. Typischerweise geht eine gedrückte Stimmung mit einer entsprechenden Körperhaltung einher: hängende Schultern, ein gesenkter Blick, kleine Schritte, eine flache Atmung sind typische Zeichen. So konnten Forscher die Examensnote von Studenten beim Verlassen der Aula sehr treffsicher anhand ihrer Körperhaltung ablesen, die Note hatte sich sozusagen im Körper ausgedrückt. Aber umgekehrt konnten Studien belegen, dass man durch die Aktivierung bestimmter Muskelgruppen die Stimmung verändern kann. Diejenigen, die mit einem Stift zwischen den Zähnen Bilder betrachteten, fanden diese viel lustiger als die anderen, die es ohne Stift taten. Der Grund: Der Lachmuskel wird durch den Stift zwischen den Zähnen aktiviert und beeinflusst unsere Stimmung positiv!

Und noch etwas erweist sich in solchen Situationen, in denen Gefühle uns zu überfluten drohen, als hilfreich. Die Frage danach, ob das gegenwärtige Gefühl zur aktuellen Situation passt oder auf frühere belastende Lebenserfahrungen Bezug nimmt. Dies ist nicht selten der Fall und führt, wenn mir dies nicht bewusst wird, oft zur Wiederholung der bekannten Erfahrungen. Wer beispielsweise früher in seinem Leben erfahren hat, dass er mit traurigen Gefühlen keinen Trost und keine Unterstützung fand, hat wahrscheinlich gelernt, diese Gefühle möglichst zu verbannen. Wenn er sich dann heute so verhält wie damals und sich mit solchen Gefühlen zurückzieht, kann er keine korrigierende neue Erfahrung machen. Dies verfestigt das bekannte Muster. Dann bleibt der Scheinriese scheinbar ein Riese! Es braucht an dieser Stelle Mut und oftmals eine unterstützende Begleitung, um das alte Muster zu verlassen.

Für einen anderen Umgang mit den eigenen Gefühlen kann schließlich die Information wichtig sein, dass entgegengesetzte Gefühle durchaus gleichzeitig oder eng beieinanderliegend auftreten können. So ist es möglich, eine intensive Trauer zu durchleben und sich dennoch an einem leckeren Essen, einer heißen Tasse Kaffee oder einem Sonnenuntergang zu erfreuen. Auch bei einer Depression ist dies so. Selbst im Tal tiefster Niedergeschlagenheit ist es immer wieder möglich, sonnige Hoffnungsstrahlen, wenn auch nur für kurze Zeit, wahrzunehmen. Dieses Nebeneinander von Gefühlen ist kein Zeichen von »Verrücktheit«, sondern vielmehr ein Zeichen von Normalität.

## Auf den Punkt gebracht

Gefühle begleiten uns Menschen von der Geburt an. Sie dienen dem Überleben, der Beziehungsgestaltung und selbstverständlich auch dem Erleben von Wohlbefinden und Fülle. Allerdings können Gefühle auch derart belastend werden, dass wir uns verständlicherweise lieber von ihnen abwenden. Dann entwickeln sich oft Scheinriesenprobleme: Die Gefühle bleiben furchterregend groß und wir tendieren dazu, sie zunehmend zu vermeiden. Oftmals kann die Kontaktaufnahme mit ihnen ungeahnte Energien freisetzen und helfen, sich selbst besser zu verstehen und vielleicht erstmals die Unterstützung zu erhalten, die früher nicht möglich war. Hierzu möchte ich Sie ermutigen.

## Was bedeutet das für Sie?

- Lernen Sie Ihre Gefühle kennen. Vielleicht hilft es Ihnen, die drei Aspekte von Gefühlen zu unterscheiden: der zum Gefühl gehörende Gedanke, das Körperempfinden und der Handlungsimpuls.

- Machen Sie sich bewusst, dass Ihre Angst häufig Scheinriesengefühle erzeugt, die bei näherer Betrachtung ihren Schrecken verlieren und sogar nützlich werden können!

## 8.5 Von der Selbstabwertung zum Selbstmitgefühl

*Indem wir unseren Problemen*
*mit offenen Augen und Herzen begegnen –*
*mit Wachheit und Mitgefühl –*
*erfahren wir emotionale Heilung.*
Christopher Germer

Vielleicht haben Sie schon einmal erlebt, nachts aufzuwachen und sich unruhig im Bett herumzuwälzen. Der Schlaf will sich nicht einstellen, die eventuell eingenommenen Schlafmedikamente wirken nicht, den guten Freund wollen Sie nicht schon wieder um drei Uhr nachts aus dem Bett klingeln und die nächste Therapiestunde ist noch eine Woche entfernt. Sie fühlen sich einsam und verlassen.

Was können Sie in einer solchen Situation tun, damit es Ihnen besser geht?

Vielleicht hilft der Vergleich mit einem spielenden Kind, das sich gerade das Knie aufgeschlagen hat und weint: Was es jetzt am meisten braucht, ist Trost und Mitgefühl.

Gegenüber Kindern, unserer Familie oder Freunden ist es oft leicht, Mitgefühl zu zeigen. Das gleiche Mitgefühl uns selbst gegenüber zu entwickeln, fällt uns dagegen oft schwer.

Doch gerade in diesen Situationen, in den dunklen Stunden und Krisenzeiten unseres Lebens, benötigen wir wohlwollende Freundlichkeit und Selbstmitgefühl am allermeisten!

Christopher Germer, ein amerikanischer Psychologe und Psychotherapeut, der sich seit langem intensiv mit diesem Thema beschäftigt, beschreibt es folgendermaßen: »Wenn wir in unserem Schmerz gefangen sind, ziehen wir auch gegen uns selbst in den Krieg. Der Körper schützt sich vor Gefahren durch Kampf, Flucht oder Erstarrung (Einfrieren), aber wenn wir emotional herausgefordert werden, bilden diese Reaktionen eine unheilige Dreifaltigkeit der Selbstkritik, Selbstisolation und Selbstbezogenheit. Eine heilsame Alternative besteht darin, eine neue Beziehung zu sich selbst aufzubauen, die die Psychologin Kristin Neff als ›Freundlichkeit gegenüber sich selbst, ein Gefühl von Verbundenheit mit dem Rest der Menschheit und gelassenes Gewahrsein‹ beschreibt. Das ist Selbstmitgefühl.«[23]

Selbstmitgefühl ist das Gegenteil einer – oft unbewussten – Selbstabwertung. Wie fatal eine Selbstabwertung ist, wird deutlich, wenn wir uns noch einmal dem Beispiel des verletzten Kindes zuwenden. Wenn dieses Kind, statt Trost zu erfahren, für seinen Sturz ausgelacht, ausgeschimpft oder gar geschlagen wird, verstärken sich der Schmerz und die Verzweiflung. Dass das nicht hilfreich und heilsam ist, liegt auf der Hand. Dennoch gehen viele Menschen mit sich genauso destruktiv um. Selbstmitgefühl greift genau das konsequent auf, was die allermeisten Menschen intuitiv beim Anblick von Leiden anderer empfinden und tun, nämlich Mitgefühl zu aktivieren, ganz automatisch und ohne darüber nachzudenken. Weil es für viele Menschen ein unbekanntes, vielleicht sogar verbotenes Gefühl sich selbst gegenüber ist, macht es großen Sinn, es gerade in Zusammenhang mit Depressionen zu thematisieren.

Gerade jetzt, in einer Phase von Traurigkeit, Rückzug, eingeschränkter Lebensfreude und pessimistischer Sicht auf das Leben benötigen Menschen einen freundlichen

Blick und einen mitfühlenden Umgang mit sich selbst. Gerade jetzt ist es notwendig, gut zu sich zu sein.

Wie kann dies gelingen? So widersprüchlich es vielleicht zunächst scheint: Am Anfang geht es darum, das, was gerade ist, anzunehmen und zu akzeptieren. Denn wer Sorgen und Nöte oder auch depressive Gefühle bekämpft, kann beobachten, wie diese immer mehr und größer werden. Viele Menschen leiden am meisten unter der Kluft zwischen dem, was sie sich wünschen und vorstellen, und dem, wie es im Gegensatz dazu gerade ist. Wenn jemand in einer depressiven Phase zum Beispiel das Gefühl hat, sich über ein Geschenk oder eine besondere Einladung freuen zu müssen, und genau dies nicht gelingt, kann das gefühlte Unvermögen Anlass zu noch größerer Selbstkritik und Selbstverachtung geben. Der innere Kritiker könnte dann zum Beispiel brüllen: »Nicht einmal dazu bist du in der Lage, du undankbarer Kerl.«

Hilfreich wäre an dieser Stelle das genaue Gegenteil: die freundliche Annahme und Akzeptanz dieses momentanen Zustandes, dieser gegenwärtigen Verletzung der eigenen Seele, die am allermeisten einer liebevollen Umarmung und tröstender Worte bedarf. Zu verwechseln ist dies nicht mit einem klaglosen Hinnehmen dessen, was durchaus verändert werden kann. Es ist kein Freifahrtschein zu Passivität und Rückzug. Vielmehr ist die Annahme des Gegebenen durchaus mit Aktivität und auch Arbeit an sich selbst verbunden. Es bedeutet, das gegenwärtige Unglücklichsein wahrzunehmen und anzuerkennen. So paradox es erscheint, stößt die Abkehr von der Abwehr oftmals Veränderung an. Selbstmitgefühl bedeutet dann, die Person, die gerade diese vielleicht scheußliche Depression durchleidet, freundlich in den Arm zu nehmen.

Freundlichkeit ist dabei ein zentrales Werkzeug, oder besser gesagt, eine zentrale Haltung sich selbst gegenüber.

Vergegenwärtigen Sie sich an dieser Stelle kleine Erfahrungen der Freundlichkeit aus Ihrem Alltag der letzten sieben Tage. Wie war das, als die Bäckereiverkäuferin Sie neulich freundlich anlächelte, ein Autofahrer Sie freundlich winkend über die Straße ließ, ein Unbekannter Sie in der Supermarktschlange freundlich zuerst an die Kasse durchwinkte, weil Sie es eilig hatten, oder Ihr Kind oder Enkelkind Sie freundlich anstrahlte? All diese kleinen Situationen der Freundlichkeit öffnen, wenn auch nur für kurze Zeit, unser Herz und lassen die Sonne durch die grauen Gewitterwolken blitzen.

Stellen Sie sich nun vor, Sie könnten sich solche Oasen der Freundlichkeit auch selbst schenken. Gerade dann, wenn Sie es am allernötigsten brauchen! Die buddhistische Meditation oder Haltung der Herzensgüte beinhaltet Hilfestellung hierfür. In ihr werden vier Wünsche formuliert, die man gegenüber sich selbst ausdrückt: »Möge ich sicher sein, möge ich gesund sein, möge ich glücklich sein und möge ich mit Leichtigkeit leben.« So könnte, davon abgeleitet, ein morgendliches Begrüßungsritual entstehen, bei dem ich mich selbst morgens wenigstens für drei Sekunden im Spiegel freundlich anlächle, ein erstes erfrischendes Glas Wasser zu mir nehme und dabei innerlich oder auch laut den Wunsch formuliere: »Mögest du heute etwas Gutes erleben und es auch wahrnehmen.«

Ein Patient berichtete mir von seinen Schwierigkeiten in der Partnerschaft, die vor allen Dingen aus der relativ eingeschränkten gemeinsamen Zeit resultierten und seinem starken Bedürfnis nach mehr Nähe. Vor allem wünschte er sich, dass seine Partnerin ihrerseits das gleiche Bedürfnis formulieren möge. Oftmals fühlte er sich in der eigenen Freizeitgestaltung durch das Warten auf einen Anruf oder eine Nachricht ihrerseits derart blockiert, dass er in ein tiefes Grübeln und zunehmendes Verzweifeltsein hineingeriet. Erfahrungen aus der eigenen Biographie, in der er sich von Vater und Mutter gleichermaßen abgelehnt gefühlt hatte, drängten zunehmend ins Bewusstsein. Mit alldem ging es ihm immer schlechter. Im Gespräch wurde rasch deutlich, dass die Wünsche und Sehnsüchte verständlich und berechtigt waren, dass sich daraus dennoch kein Anspruch gegenüber der Partnerin ableiten ließ. Deshalb schlug ich ihm vor, sich selbst mit mehr Freundlichkeit und Wohlwollen zu begegnen und die Meditation der Herzensgüte für sich auszuprobieren. Schon kurze Zeit später meldete er zurück, dass dieser veränderte Umgang mit sich selbst zu einer spürbaren Entlastung und einer Verringerung seines Leidens an der Kluft zwischen Wunsch und Wirklichkeit geführt hätten.

Selbstmitgefühl ist etwas zutiefst Natürliches, uns allen Innewohnendes. »Tief im Innern wünscht sich jedes Lebewesen, glücklich und frei von Leiden zu sein. Wir folgen diesem Instinkt, wenn wir an der Mutterbrust nuckeln, aus Einsamkeit weinen oder unser Geld sparen, um uns einen pinkfarbenen Cadillac zu kaufen. Alle unsere Handlungen und sogar das gute Gefühl, das wir haben, wenn wir anderen helfen, scheinen dem Wunsch zu entspringen, sich besser zu fühlen. Mit der Praxis des Selbstmitgefühls fügen wir also unserem Verhaltensrepertoire nichts Besonderes oder Neues hinzu, sondern schüren nur das Feuer unseres angeborenen Verlangens, sicher, glücklich und gesund zu sein und mit Leichtigkeit zu leben – allerdings auf eine viel gesündere Weise als durch die Jagd nach kurzlebigen Vergnügungen und Schmerzvermeidung um jeden Preis.«[24]

Chris Germer erklärt dann weiter, dass das gegenteilige Verhalten, das wir häufig an den Tag legen, mit einer typischen Reaktion auf Missgeschick und Unglück zusammenhängt. In der Evolution haben sich Kampf, Flucht oder Erstarrung als biologische Überlebensmechanismen bei bedrohlichen Situationen entwickelt. So liegt es nahe, dass wir unbewusst schnell auf sie zurückgreifen. Nach Germer reagieren wir mit Selbstkritik aus dem Kampfmodus heraus, mit Selbstisolation aus dem Fluchtmodus und mit Selbstbezogenheit aus dem Modus der Erstarrung. Die Wissenschaftler, die sich seit einiger Zeit mit Selbstmitgefühl beschäftigen, schlagen hingegen eine neue Reaktion auf Stress vor, die sie mit dem englischen Begriffen »tend and befriend« (sich kümmern und behilflich sein) beschreiben. Dass diese Haltung wirksam ist, lässt sich bis in den Hormonhaushalt hinein verfolgen, steht sie doch im Zusammenhang mit dem Hormon Oxytocin. Oxytocin ist das Freundschafts- und Bindungshormon, es wird in der innigen Zweisamkeit von Mutter und Kind ebenso ausgeschüttet wie im späteren Leben bei liebevollen Umarmungen und intimer Nähe. Oxytocin erweist sich somit als Gegengift gegen den Kampf-, Flucht- oder Erstarrungsmodus.[25] Außerdem konnten wissenschaftliche Studien belegen, dass die Praxis der liebenden Güte (Selbstmitgefühl) mit einer deutlich größeren Fähigkeit einherging, positive Gefühle zu empfinden (Liebe, Freude, Dankbarkeit, Hoffnung, Ehrfurcht), und die persönlichen Ressourcen wie Achtsamkeit, Zuversicht, Problemlösefähigkeit, Akzeptanz, Sinnerfahrung, Unterstützung von anderen, Beziehungsfähigkeit und körperliche Gesundheit aktivierte. Sogar die Anfälligkeit gegenüber Depressionen ging zurück.[26]

Die Praxis der Achtsamkeit kann hierfür ein hilfreicher Weg sein, weil sie lehrt, das wahrzunehmen, was im jetzigen Moment gerade ist. Es ist nämlich keineswegs selbstverständlich, sich im Dschungel der eigenen Missempfindungen, Schmerzen und Gefühle zurechtzufinden. Genau dies allerdings ist eine Voraussetzung dafür, sich selbst zu unterstützen. Erst wenn ich weiß, was mir fehlt, kann ich mich fürsorglich um mich kümmern. Und erst wenn ich das gegenwärtig Unangenehme und Belastende benenne, kann ich es anzunehmen beginnen. Dies bedeutet im Zusammenhang mit Depressionen, die entsprechenden Gefühle wahrzunehmen und ihnen einen Namen zu geben: »Jetzt verfalle ich wieder ins Grübeln, da ist wieder diese Beklommenheit, hier spüre ich wieder starke Selbstzweifel etc.« Es gibt Untersuchungen, die darauf hinweisen, dass das Benennen von Gefühlen unseren Geist beruhigen hilft.[27]

## Auf den Punkt gebracht

Selbstmitgefühl bedeutet, sich selbst mit einer Haltung von Freundlichkeit, Wohlwollen, Anteilnahme und Akzeptanz zu begegnen. Dies ist keineswegs selbstverständlich, auch wenn die meisten Menschen eine solche Haltung intuitiv gegenüber ihnen Nahestehenden Personen einnehmen. Gegenteilige biographische Erfahrungen einerseits sowie die Aktivierung des evolutionsbiologischen Kampf-Flucht-und-Erstarrungs-Repertoires andererseits haben den Zugang zum Selbstmitgefühl oft verstellt. Deswegen möchte ich Sie dazu ermutigen und einladen, mit dieser wohlwollenden Haltung sich selbst gegenüber heute zu beginnen: in Gedanken, Worten und Handlungen.

## Was bedeutet das für Sie?

Das freundliche, vorurteilsfreie Wahrnehmen und Benennen von negativen Gefühlen ist ein erster Schritt auf dem Weg zum Selbstmitgefühl. Die buddhistischen Wünsche der Herzensgüte (»Möge ich sicher sein, möge ich gesund sein, möge ich glücklich sein, möge ich mit Leichtigkeit leben«) können zu einer Art Hintergrundmusik im Alltag werden. Selbstverständlich kann auch eine Meditationspraxis hierbei hilfreich sein, Voraussetzung ist sie allerdings nicht. Der Alltag bietet zahlreiche Gelegenheiten, sich selbst gegenüber freundlich und liebevoll zu sein: beim Blick in den Spiegel, beim Genießen einer Tasse Tee, beim Wahrnehmen kleiner Erfolgserlebnisse, beim freundlichen Gruß des Nachbarn etc. Wenn Sie der englischen Sprache mächtig sind, können Sie auf der Homepage von Kristin Neff (self-compassion.org) Ihr Selbstmitgefühl testen. Interessant könnte sein, den gleichen Test nach ein paar Wochen erneut zu machen, wenn Sie in der Zwischenzeit geübt haben, diese Haltung einzunehmen.

## 8.6 Das 80-Prozent-Prinzip

*Ob du eilst oder langsam gehst, der Weg bleibt immer der gleiche.*
Aus China

Haben Sie schon einmal von dem Paretoprinzip gehört? Auch wenn Ihnen der Begriff nicht geläufig ist, das Phänomen kennen Sie sicher. Nehmen wir an, Sie haben einen Einladungstext im PC entworfen, ein nettes Foto gefunden und eingefügt und wollen jetzt nur noch alles in eine abschließende Form bringen. Doch wie von Zauberhand verfliegt hierfür die Zeit. Zeit, die Sie vielleicht gar nicht mehr zur Verfügung haben.

Oder aber Sie möchten bei Ihrer Arbeit noch schnell eine letzte E-Mail beantworten, bevor Sie nach Hause gehen. In Gedanken sind Sie vielleicht schon im Feierabend, gehen noch einmal innerlich die Einkäufe durch, die Sie auf dem Nachhauseweg besorgen wollen, und stellen dann eine Stunde später fest, dass Sie immer noch keinen passenden Schlusssatz für die E-Mail gefunden haben.

Beiden Beispielen ist gemeinsam, dass für die verbleibende, vermeintlich kleine Aufgabe ein erheblich größerer

Zeitaufwand nötig ist, als für die bis dahin getane Arbeit. Die 80-20-Regel beschreibt genau dies. Sie lässt sich auf viele Bereiche des Lebens, auch des Wirtschaftslebens übertragen und besagt, dass zum Beispiel für 80 Prozent der Produktion 20 Prozent des Einsatzes gebraucht werden beziehungsweise dass für die abschließenden 20 Prozent der Produktion 80 Prozent, also das Vierfache an Einsatz, geleistet werden muss. Perfektionismus kostet Zeit und Kraft! Und alles in möglichst kurzer Zeit erledigen zu wollen, kann erschöpfen bis hin zum Burnout!

Das Paretoprinzip treffen wir an unterschiedlichen Stellen des Lebens an. So gilt die grobe Schätzung, dass 80 Prozent des Umsatzes in einem Unternehmen mit 20 Prozent der Produkte gemacht wird, dass 80 Prozent des Verkehrs sich auf 20 Prozent der Straßen abspielen oder dass Kinder in 80 Prozent ihrer Zeit nur 20 Prozent ihres Spielzeugs nutzen. Was lässt sich hieraus für den konkreten eigenen Lebensalltag lernen? Dass es sehr viel Sinn macht, die 20 Prozent der Dinge zu kennen, auf die es im eigenen Leben wirklich ankommt, sowohl im Beruf wie auch im Privaten. Hierfür kann es durchaus wichtig sein, sich eine ganz konkrete *Prioritätenliste* zu erstellen, die diese Frage beantworten hilft.

Und umgekehrt ist es für das eigene Wohlergehen wichtig, sich an die andere Seite dieses Prinzips zu erinnern. So werde ich vermutlich für die erwähnte E-Mail am nächsten Morgen erheblich weniger Zeit aufwenden als nach einem langen Arbeitstag. Und ich werde erst recht schneller fertig, wenn ich nicht perfektionistisch an allen Sätzen feile, sondern das, was ich mitteilen möchte, möglichst klar auf den Punkt bringe. Das spart im Übrigen nicht nur Ihre Energie, sondern auch die Zeit des Lesenden.

Aber auch im häuslichen Alltag kann die Kenntnis dieser Regel höchst bedeutsam und entlastend sein, wenn Sie sich folgendes Szenario vorstellen: Es ist Sonntagmorgen, 9.30 Uhr, Sie sind noch im Schlafanzug und gehen mürrisch an das penetrant klingende Telefon. Zu Ihrem Entsetzen melden sich in freundlich plauderndem Ton die Schwiegereltern für einen überraschenden Besuch am Mittag an. Absagen ist unmöglich, gleichzeitig versinkt die Wohnung im üblichen Chaos, das Ihre Schwiegereltern auf keinen Fall zu Gesicht bekommen sollen. Was also tun? Nach dem bisher Gesagten wissen Sie, dass Sie in nur 20 Prozent der Zeit 80 Prozent erledigen können! Dann also nichts wie los! Das Wichtigste zuerst: das schmutzige Geschirr in die Spülmaschine, die Gästetoilette kurz geputzt, dann mit Toilettenreiniger nachgespült, die welken Blumen in den Kompost und einen blühenden Mandelzweig aus dem Garten geholt. Die Betten machen, die schmutzige Wäsche in den Korb, herumliegende Dinge unters Bett schieben, um dann noch Zeit für die Zubereitung eines *einfachen* Sonntagsessens zu haben.

Auch wenn Sie selbst vielleicht der Überzeugung sind, dass das nur grob beseitigte Chaos doch sicherlich sofort ins Auge springen wird, können Sie sicher sein, dass dies einem wohlwollenden Besucher überhaupt nicht auffällt. Eher geht es an dieser Stelle, und das ist ein ganz wesentlicher Aspekt hierbei, um den eigenen Perfektionismus, der einen die Messlatte oft so hoch hängen lässt, dass man an ihr entweder scheitert oder aber ihr nur mit höchstem Aufwand genügt. Beides hat erhebliche Konsequenzen.

Immer wieder erzählen mir Patienten, dass ihr Perfektionismus sie zu immer weiterer Höchstleistung angetrieben hat, bis sie irgendwann völlig erschöpft nicht mehr konnten. Wer in der modernen, digitalen Welt von heute bestehen möchte, benötigt die Fähigkeit zum *Aufhören, ohne fertig zu sein*. Dies fordert mitunter durchaus Entschiedenheit und Mut, sich zum Beispiel aus sozialen Netzwerken auszuklinken, das Handy für eine Zeit auszuschalten und private wie berufliche E-Mails zumindest bis zum nächsten Tag unbeantwortet zu lassen. Wenn ich das nicht lerne, kann ich zum Gejagten im modernen Mediendschungel werden. Eine Depression kann dann durchaus ein Lösungsversuch hierfür werden.

## Auf den Punkt gebracht

Machen Sie sich in Ihrem Alltag immer wieder bewusst, dass Sie 80 Prozent der Dinge mit 20 Prozent Aufwand erreichen, dass Sie aber für die letzten 20 Prozent das Vierfache an Energie und Zeit aufwenden müssen.

Seien Sie kreativ und kritisch! Kreativ, indem Sie die unwesentlichen, nur vermeintlich wichtigen Dinge erkennen, delegieren oder auch mal unter den Teppich kehren. Kritisch, indem Sie gut darauf achten, an welcher Stelle Ihrer persönlichen Energiebilanz Sie gerade stehen. Gönnen Sie sich einen Schlussstrich, auch wenn eine Aufgabe, ein Projekt oder was auch immer noch nicht fertig ist! Machen Sie sich dabei bewusst, dass Sie am Folgetag mit frischer Kraft die anstehende Aufgabe vermutlich wesentlich rascher erledigen können.

## Was bedeutet das für Sie?

Lernen Sie Ihre persönlichen Stärken und Fähigkeiten kennen, die Sie ohne großen Kraftaufwand einsetzen können, und nutzen Sie sie! Nehmen Sie sich hierfür gerne jetzt etwas Zeit und halten Sie schriftlich fest, was dazu zählt. Dies sind oftmals auch Dinge, die man als positives Feedback von anderen schon öfter gehört hat. Schreiben Sie sie auf! Und machen Sie sich klar, dass Sie mit nur 20 Prozent Ihrer persönlichen Stärken und Fähigkeiten 80 Prozent an Erfolg erzielen können! Natürlich dürfen Sie auch mal Dinge zu 100 Prozent abschließen und sich in Details gewissenhaft hineinknien und hierfür Zeit und Kraft einsetzen. Wichtig ist mir an dieser Stelle vor allem auf das Grundprinzip dieser 80-20-Regel hinzuweisen, das dazu einlädt, persönlichen Aufwand und Nutzen immer wieder kritisch zu hinterfragen. Dies gilt vor allen Dingen dann, wenn Sie sich im Hamsterrad der nie aufhörenden Aufgaben zu verlieren drohen.

| Fähigkeiten und Stärken von mir! | Was konnte ich mit 8 Jahren besonders gut? | Was konnte ich mit 17 Jahren besonders gut? | Wie schätzt mein bester Freund / meine beste Freundin mich ein? Fragen Sie ihn / sie! |
|---|---|---|---|
| 1. | | | |
| 2. | | | |
| 3. | | | |
| ... | | | |

## 8.7 Bewegung entdecken

*Leben ist Bewegung und ohne Bewegung findet Leben nicht statt.*
Moshe Feldenkrais

Haben Sie eine Vorstellung davon, wie viel Sie sich am Tag bewegen? Ich meine hier nicht sportliche Aktivitäten, sondern Ihren ganz normalen Bewegungsumfang im Alltag.

Ich lade Sie zu einer kleinen Zeitreise ein, die vor etwa hundert Jahren beginnt, bevor der technische Fortschritt unsere Mobilität radikal veränderte. Damals betrug der durchschnittliche Bewegungsumfang der allermeisten Menschen circa 20 km pro Tag. Geprägt durch die überwiegend körperliche Arbeit, vor allem in der Landwirtschaft, und die längeren Wege vom jeweiligen Haus auf die Felder oder die Märkte der umliegenden Städte, ergab sich die für uns fast unvorstellbare Dimension eines täglichen Halbmarathons (21 km).

Noch 1950 betrug die zurückgelegte Distanz des größten Bevölkerungsanteils bei uns in der westlichen Welt circa 10 km. Dies fing oft schon bei den Schulwegen der Kinder und Jugendlichen an, wie ich aus Erzählungen meines eigenen Vaters weiß, der allein für die Strecke zum Bahnhof morgens und nachmittags jeweils 3 km zurücklegen musste. Ähnlich ging es den meisten in den 50er Jahren. 1985 hatte sich der tägliche Bewegungsumfang bereits auf 1,7 km reduziert, 1995 auf 1,3, um schließlich 2008 noch circa 0,5 bis 0,7 km pro Tag zu betragen. In den USA sind es im Schnitt lediglich noch 300 m, die zu Fuß pro Tag zurückgelegt werden.

Dass es sich hierbei um eine gravierende Änderung unserer Gewohnheiten handelt, liegt auf der Hand. Betrachtet man die Evolutionsgeschichte von Jahrmillionen, so wird klar, dass unser Organismus einen solch radikalen Wechsel lange noch nicht verkraftet hat. Die Folgen der sogenannten Zivilisationskrankheiten sind allgegenwärtig.

Bewegung hat viele positive Effekte auf Körper und Seele:

- Stärkung von Muskeln, Knochen und Gelenken
- Kräftigung von Herz und Lunge und Vorbeugung gegenüber Herzkreislauferkrankungen
- Stärkung des Immunsystems
- Vorbeugung gegenüber Diabetes mellitus (Blutzuckerkrankheit) und einigen Krebserkrankungen

- Sturzprophylaxe, insbesondere im Alter
- Verringerung von Schmerzen im Rahmen chronischer Schmerzerkrankungen
- Senkung von Cholesterinwerten und Blutdruck
- Gewichtsstabilisierung oder Gewichtsreduktion
- Verbesserung der Hirndurchblutung und damit auch der Hirnleistung (»frisches Denken«)
- Straffung des Körpergewebes und Verbesserung der Körperhaltung
- Verbesserung des Nachtschlafs
- Förderung einer besseren Stimmung
- Verringerung von Ängsten
- Verbesserung des Selbstwertgefühls
- Förderung von Lebenszufriedenheit (unter anderem durch Bildung des Glückshormons Endorphin)
- Abbau von Stresshormonen
- Schutz vor Depressionen und Suizidfantasien[28]

Diese lange Liste ist beeindruckend und wird durch Forschungsergebnisse untermauert. So wurde zum Beispiel festgestellt, dass regelmäßige Bewegung den Beginn und das Fortschreiten der Alzheimerdemenz verzögert.[29] Selbst auf die Denkleistung von schizophren Erkrankten hat regelmäßige Bewegung eine positive Auswirkung. Ebenso konnte gezeigt werden, dass vier Monate eines regelmäßigen körperlichen Trainings den gleichen Effekt auf eine Depression hat wie antidepressive Medikamente.[30] »Die therapeutische Wirkung von Sport- und Bewegungstherapie ist bei keiner anderen psychischen Erkrankung so gut belegt wie bei den depressiven Störungen. Neben Ausdauertraining sind auch andere Formen körperlicher Aktivität wie zum Beispiel Krafttraining antidepressiv wirksam.«[31]

Wir müssen allerdings gar nicht nur über Erkrankungen reden. An Grundschülern wurde festgestellt, dass schon

10 Minuten Koordinationsübungen vor dem Unterricht zu einer deutlich verbesserten Aufnahmefähigkeit in der nachfolgenden Schulstunde beitragen. Interessant ist hierbei auch, dass gemeinschaftlich ausgeübter Sport noch einmal zusätzlich positive Effekte zeigt.[32]

Wichtig ist mir an dieser Stelle: Es geht nicht nur um das typische Sporttreiben, das für viele Menschen durchaus sehr negativ besetzt ist. Nicht umsonst fällt den meisten »Sportmuffeln« rasch der berühmte Satz von Winston Churchill ein: »Sport ist Mord.« Oftmals spielen für die negativen Gefühle dem Sport gegenüber Schamerfahrungen im Schulsport eine zentrale Rolle. Wer hier für seine Ungelenkigkeit ausgelacht wurde, beim Mannschaftenwählen stets der Letzte war oder gar vom Lehrer vor der Klasse gedemütigt wurde, wird unter Umständen lebenslang Sportschuhe meiden.

Sollte das für Sie so sein, möchte ich Sie ermuntern, ein anderes, neues Bild für sich zu entwickeln, das zum Beispiel mit dem Begriff der Bewegungsfreude einhergehen könnte. Dieses innere Bild sollte so gestaltet sein, dass es Sie motiviert und anzieht. Vielleicht mögen Sie hierfür einmal einen Kinderspielplatz aufsuchen, sich auf eine Bank setzen und die Kinder beobachten. Bald werden Sie feststellen, dass keines der Kinder Sport betreibt, die allermeisten bewegen sich allerdings mit Freude und Lust an ihrer eigenen Lebendigkeit. Solche Bilder sind hilfreich, um selbst einen anderen Zugang zu Bewegung zu finden.

Um es noch einmal mit anderen Worten zu sagen: Sie müssen jetzt nicht in einen Sportverein eintreten oder ein Lauftraining beginnen. Es gibt zahlreiche Möglichkeiten von Aktivität und Bewegung im Alltag jenseits des Sports. So könnten Sie beispielsweise eine Bushaltestelle früher als üblich aussteigen, um den letzten Weg nach Hause oder zur Arbeit zu Fuß etwas zu verlängern. Sie könnten aufs Fahrrad umsteigen, kleinere Einkäufe zu Fuß erledigen, in der Mittagspause oder nach Feierabend einen Spaziergang unternehmen und hierzu vielleicht Ihren Partner oder eine Freundin einladen. Sie könnten die Treppen im Betrieb benutzen anstatt des Aufzugs, Sie könnten bewusst einen weiter entfernten Parkplatz ansteuern, um den Fußweg zu vergrößern. Sie könnten regelmäßig im Garten arbeiten und das Schneeschaufeln im Winter als Einladung zur Bewegung betrachten. Diese Ideenliste ist bei weitem nicht vollständig und kann kreativ erweitert werden.

Wichtig bei alldem ist, dass Sie etwas finden, was zu Ihnen passt, denn Bewegung um jeden Preis kann sogar schädlich sein. So initiierten wir vor vielen Jahren eine Schrittzählerstudie in unserer Klinik, die alle Patienten durch das Tragen eines Schrittzählers dazu ermuntern sollte, mindestens 10.000 Schritte am Tag zurückzulegen. Zum Ende der Studie waren wir darüber erstaunt, dass die teilnehmenden Patienten das Pensum sogar übererfüllt hatten, noch erstaunter allerdings waren wir darüber, dass diese hohe Leistungsbereitschaft offensichtlich mit einer Verschlechterung der körpereigenen Abwehrkräfte erkauft worden war. Unsere Patienten hatten sich ungewollt einem »Bewegungsstress« unterworfen, sie wollten die Vorgaben möglichst überehrgeizig erfüllen und missachteten dabei ihre eigenen Bedürfnisse. Möglicherweise kam noch ein Gruppendruck hinzu, der nur noch wenig Raum für das eigene Gespür ließ. Seither ermutigen wir unsere Patienten noch mehr, auf das zu achten, was zu ihnen passt. Dies können auch so ungewöhnliche Angebote sein wie eine thematische Kräuterwanderung.

Vor einigen Jahren befand sich ein 55-jähriger Patient in meiner Behandlung, der als selbstständiger Handwerker täglich von 7 bis 20 Uhr, manchmal auch länger arbeitete. Darüber hinaus betrieb er zeit seines Lebens Leistungssport, um seinen eigenen Körper jung und fit zu halten und um auch mit 55 Jahren noch »auszusehen wie als junger Mann«. Er hatte eine mittelgradig depressive Episode entwickelt, einen Tinnitus und ein chronisches Schmerzsyndrom. Im Rahmen des Klinikaufenthaltes nutzte er die freie Zeit zunächst ebenfalls zum Extremsport, bis ihm in einem Gespräch bewusst wurde, dass sich hierdurch Schmerzen und Tinnitus sogar verstärkten. Er begann daraufhin sportlich kürzerzutreten und bemerkte sofort einen positiven Effekt. In den weiteren Gesprächen entdeckten wir, dass er mit seinen sportlichen Höchstleistungen vor der Sinnfrage in seinem Leben davongelaufen war. Schon bald konnte er für sich klar benennen, dass er eigentlich etwas Soziales und Ehrenamtliches tun wolle und hierfür bereit war, sein tägliches Arbeitspensum zu reduzieren. Dies alles führte zu einer deutlichen Besserung seiner beschriebenen Beschwerden und einer neuen, erweiterten Lebensperspektive zum Entlassungszeitpunkt.

Ganz anders erging es einer 45 jährigen Patientin, die in zweiter Ehe verheiratet war. Sie war in ihrer ersten Ehe durch brutale Gewalt traumatisiert worden und hatte schließlich den Absprung geschafft. Dennoch litt sie auch Jahre später noch an einer komplexen posttraumatischen Belastungsstörung, einer mittelgradigen Depression und einer Adipositas (Fettsucht). Sie berichtete mir, dass sie seit Jahrzehnten keine Zeit mehr für sich selbst erübrigt hatte, sondern sich ganz für andere aufgeopfert hatte. Im Rahmen des Klinikaufenthaltes entdeckte sie für sich völlig unerwartet den Sport. Insbesondere ging sie täglich bis zu einer Stunde schwimmen, nutzte den Fitnessraum und unternahm zahllose Wanderungen. »Jeder Schweißtropfen, den ich verliere, ist eine Befreiung für meine Seele, ich verbrenne Altes beim Sport«, berichtete sie mir. Neben den verschiedenen psychotherapeutischen Angeboten führte insbesondere der Sport dazu, dass ihr Selbstbewusstsein täglich wuchs, sie an Gewicht verlor und sich ihre Stimmung innerhalb kurzer Zeit erstaunlich besserte. Voll Freude und neuer Zuversicht verließ sie schließlich die Klinik mit dem festen Vorsatz, sportliche Aktivitäten nun zu einem festen Bestandteil ihres Lebens werden zu lassen.

| | Mein Bewegungsmotto lautet: ..........................<br><br>.................................................................. |
|---|---|
| Datum | Heute habe ich mit meinem neuen Bewegungsmotto Folgendes erlebt: |
| | |
| | |
| | |
| | |

## Auf den Punkt gebracht

**Ich möchte Sie dazu ermutigen, den für Sie geeigneten Zugang zur Bewegung zu finden. Seien Sie hierbei kreativ und neugierig! Registrieren Sie bereits kleine Fortschritte, schreiben Sie sie auf und belohnen Sie sich dafür! Mit einem Satz wie: »Ich genieße die Bewegung meines Körpers«, oder: »Ich sorge gut für mich und meine Gesundheit«, könnte es leichter sein, einen Anfang zu finden! Entwickeln Sie aus einem solchen Satz ein Bewegungsmotto. Schon der erste kleine Schritt in diese Richtung wird dann von Ihrem Gehirn als Erfolg gewertet. Und genau das ist bei Verhaltensänderungen wichtig, hilfreich und unterstützend: Erfolgserlebnisse!**

Was bedeutet das für Sie?

**Machen Sie sich bewusst, wie sehr unser Körper seit Jahrmillionen auf Bewegung eingestellt ist und lesen Sie vielleicht noch einmal die obige Liste all der positiven Effekte auf Körper und Seele durch. Verbinden Sie Ihre neuen Bewegungsideen möglichst auch mit einem Gemeinschaftsgedanken wie einem gemeinsamen Spaziergang!**

## 8.8 Gemeinsam ist man weniger allein – Beziehungen pflegen

*Der Mensch für sich allein vermag gar wenig*
*und ist ein verlassener Robinson;*
*nur in der Gemeinschaft mit den andern*
*ist und vermag er viel.*
Arthur Schopenhauer

Vielleicht erinnert Sie die Überschrift dieses Kapitels an den ähnlich klingenden französischen Spielfilm »Zusammen ist man weniger allein«, der in charmant französischer Weise den Wert von Gemeinsamkeit beschreibt. Da ist zunächst Philibert, ein perfektionistischer stotternder Postkartenverkäufer, der seinen Alltag in einer großen, altertümlich eingerichteten Pariser Wohnung verbringt. In seiner antiquierten Welt verschwindet er fast gänzlich, ohne wesentliche Kontakte zur Außenwelt zu pflegen. Für Abwechslung sorgt sein Untermieter Franck, ein etwas rüpelhafter, Motorrad fahrender Koch, der seine eigene Einsamkeit durch oberflächliche Frauenbeziehungen überspielt. Die einzig wichtige Person in seinem Leben ist seine Großmutter Paulette, die er regelmäßig besucht, auch nachdem diese nach einem Unfall im Krankenhaus landet.

Eines Tages tritt die junge Camille, die als Putzfrau abends in Büros arbeitet und in ihrer Freizeit zeichnet, unfreiwillig in den bizarren Alltag der Männer-WG. Philibert nimmt sie, als sie an einer Grippe erkrankt ist, bei sich auf und kümmert sich rührend um sie. Während sie allmählich wieder zu Kräften kommt, gerät sie in einige Auseinandersetzungen mit Franck, dessen oberflächlichen Lebensstil und Unzufriedenheit sie erkennt. Gleichzeitig kommen sich die beiden näher, vor allen Dingen aber erobert Camille das Herz von Francks Großmutter Paulette. Dies führt schließlich dazu, dass auch Paulette in die WG einzieht. Gegenseitig unterstützen sich die Mitbewohner nun bei ihren Problemen und ihrer Alltagsbewältigung. Philibert lernt, sein Stottern zu beherrschen, und wird letztendlich Schauspieler. Camille wird dazu ermutigt, dem Zeichnen mehr Raum zu geben, Franck schließlich, getragen von seiner Liebe zu Camille, ergreift die Chance, ein eigenes Restaurant zu eröffnen.

Dieser Film illustriert auf wunderbare Weise, wie wichtig, ja lebensnotwendig, gute Beziehungen für uns Menschen sind. Er zeigt auf, wie durch gegenseitige Unterstützung eine Entfaltung eigener Potentiale möglich wird und wie dies den Menschen ermöglicht, einem von Tristesse und Depressivität geprägten Alltag langsam zu entwachsen.

Immer, wenn mir Patienten in unserer Klinik von ihren neu geknüpften sozialen Kontakten, der gegenseitigen Unterstützung und Wertschätzung und dem Sich-verstanden-Fühlen von Mitpatienten erzählen, wird mir bewusst, wie hilfreich und bedeutsam ein soziales Getragensein, ein Gefühl von Verbundenheit und Nähe erlebt werden. Sowohl für die eigene Lebendigkeit als auch für Veränderungen, die anstehen.

Dies steht in einem deutlichen Gegensatz zu einer zunehmenden Vereinzelung in unserer Gesellschaft, in der mittlerweile jeder Fünfte allein lebt. Nur noch knapp die Hälfte der Bundesbürger lebt in einer Familie. Selbstverständlich haben die meisten Singles ausreichend soziale

Kontakte, dennoch sind dies dramatische Veränderungen gegenüber früheren Zeiten.

Beziehungen zu pflegen, sich mit anderen Menschen zusammenzutun und sich in dieser Verbundenheit zu erleben, ist wohl auch deswegen ein starkes Mittel gegen Depression, weil es auf einem evolutionären Grundprinzip basiert. Seit Jahrtausenden bedeutete der Ausschluss aus der Gemeinschaft für den Einzelnen den sicheren Tod. Nur als Gruppe, als verbundene Gemeinschaft, vermochte man die Gefahren des Lebens zu meistern. Schon die Beobachtung eines Säuglings macht deutlich, dass seine Entwicklung ohne eine gelingende enge Verbundenheit zwischen Eltern und Kind nicht möglich ist. Eine gute Bindung beruhigt das Stresserleben des Babys. Eine misslungene, vielleicht gleichgültige, vielleicht sogar verletzende Beziehung zwischen Eltern und Kind richtet hingegen erheblichen Schaden an. Die sogenannten »Still-Face-Experimente« zeigen dies sehr eindrucksvoll. Hier hatte man eine an sich fürsorgliche Mutter gebeten, ihrem Baby mit einem ausdruckslosen Gesicht zu begegnen und auf die Interaktionsangebote des Kindes nicht zu reagieren. Innerhalb kürzester Zeit geriet das Baby außer sich, schrie und weinte und verfiel schließlich in Resignation. Dies zeigt eindrucksvoll: Wir sind soziale Wesen, wir benötigen Beziehung und Verbundenheit!

Dies alles gilt erst recht, wenn Sie an einer Depression leiden, die Sie vielleicht noch dazu veranlasst, sich zurückzuziehen und zu verkriechen. Gerade jetzt benötigen Sie Freunde, Familienangehörige und Partner, mit denen Sie auch Ihre Nöte teilen können. Vor allen Dingen aber sollten Sie – trotz der Depression – möglichst einen strukturierten Alltag aufrechterhalten, der auch von Beziehungen getragen ist. Dies können gemeinsame Spaziergänge, Kinobesuche, Musizieren, Beisammensitzen, gemeinsame Mahlzeiten und vieles mehr sein. Auch ist es gut, soziale Aktivitäten wie Singen im Chor, die Yoga-Stunde oder den Sportkurs im Sportverein trotz der Depression weiterhin aufzusuchen. Tun Sie dies auch dann, wenn es sich im Moment nicht gut anfühlt und sie sich am liebsten verkriechen würden!

### Auf den Punkt gebracht

Wir sind soziale Wesen und benötigen haltgebende, unterstützende und tragende Beziehungen. Selbst unser Gehirn ist ein soziales Organ, das sich über Jahrmillionen so entwickelt hat. Unser Gehirn ist auch die Schaltstelle für depressives Erleben. Das Erleben von Verbundenheit mit anderen kann Depressionen mildern.

### Was bedeutet das für Sie?

Welche Beziehungen waren Ihnen vor der Depression wichtig? Nehmen Sie bewusst Kontakt zu diesen Menschen auf und vertrauen Sie sich Ihnen an! Bleiben Sie im Alltag mit anderen so häufig wie möglich in Kontakt, erleben Sie vor allen Dingen die alltäglichen Dinge und auch Ihre Hobbys in Gemeinschaft und Verbundenheit mit anderen. Machen Sie sich bewusst, dass es im Falle einer Depression normal ist, dass Sie dabei im Moment vielleicht wenig Freude empfinden. Diese wird schneller wieder zurückkommen, wenn Sie in Kontakt mit anderen bleiben!

Wenn Sie mögen, notieren Sie sich jeden Tag die Begegnungen und Kontakte, die Ihnen gutgetan haben. Dabei zählt selbstverständlich auch das Erleben einer spirituellen Verbundenheit mit Etwas oder Jemandem, egal wie Sie es nennen!

| Datum | Folgende Begegnung hat mir heute gutgetan |
| --- | --- |
| | |
| | |
| | |

## 8.9 Abschalten lernen

*Eine Seele ohne Schweigen ist wie eine Stadt ohne Schutz, und wer das Schweigen pflegt, bewahrt die Seele.*
Therese von Lisieux

Kennen Sie das auch? Sie haben einen vollen Arbeitstag bereits hinter sich, kaufen auf dem Nachhauseweg noch das Nötigste ein, begrüßen Ihre Lieben und sehen dabei aus dem Augenwinkel bereits einen Stapel Post, der noch angeschaut werden will. Der Anrufbeantworter blinkt und der E-Mail-Account fordert Sie mit fünf neuen Nachrichten zur sofortigen Reaktion auf! Ist das die ersehnte Freizeit? Wie soll all das noch in den Alltag passen?

Unsere zunehmende Beschleunigung in allen Bereichen des Lebens sorgt für einen gefühlten Zeitmangel, wie er früher so nicht existierte. Obwohl unsere Vorfahren oftmals lange Arbeitstage absolvierten, saßen sie abends noch in der Stube zusammen und tauschten sich über die wesentlichen Dinge des Tages aus, bevor sie zu Bett gingen. In unserer modernen Gesellschaft werden Sie keine Freizeit mehr haben, wenn Sie sich nicht selbst darum aktiv kümmern! Es geht darum, sich Verschnaufpausen zu gönnen, sich Inseln zu schaffen, die für kurze Zeit den Alltag vergessen lassen.

Natürlich kann hierbei ein Kurs in progressiver Muskelentspannung, autogenem Training, Qigong oder Yoga behilflich sein. Dennoch haben vielleicht auch Sie schon die Erfahrung gemacht, dass solche Kurse auch Stress verursachen können, wenn Sie auch noch in den vollen Terminkalender reingepresst werden. Und nach einem abgeschlossenen Kurs ist die Integration in den Alltag nochmal eine ganz andere Sache. Kaum ist der Kurs vorbei, sinkt die Motivation und bald schon erinnert man sich nur noch schwach an die Übungen. Wenn Sie Elemente von solchen Angeboten, die alle ihren erwiesenen Nutzen haben, in Ihren Alltag integrieren können, ist das wunderbar; wenn nicht, braucht es etwas anderes.

Wir hatten ja bereits bei den »guten Gründen für eine Depression« gesehen, dass eine Depression ein Hinweis darauf sein kann, dass Sie mehr Auszeiten benötigen. Diese Auszeiten sind besonders effektiv und intensiv, wenn sie mit Ritualen verbunden werden. Suchen Sie sich hierfür möglichst alltagstaugliche Rituale, die Sie möglichst häufig anwenden können. So kann eine bewusste Kaffee- oder Teepause, die Sie in der ersten Hälfte des Vormittags für 5 Minuten zelebrieren, ein solcher Ausstieg aus dem Alltag sein. Ebenso könnte es eine »Apfelpause« sein, die gesunde Alternative zu einer Raucherpause, die in den meisten Betrieben ja nach wie vor geduldet ist. Mit einer »Apfelpause« könnten Sie vielleicht das Büro für 5 Minuten verlassen, um an der frischen Luft einen Apfel zu verzehren, ganz bewusst.

Es gibt viele weitere Rituale, mit denen Sie Ihren Alltag unterbrechen und bereichern können und die damit zu Verschnaufpausen in einer beschleunigten Zeit werden können.

Experimentieren Sie darüber hinaus mit Offline-Zeiten und schalten Sie dadurch bewusst ab! Setzen Sie sich ein Zeitlimit im Medienkonsum! Schauen Sie mindestens 30, besser 60 Minuten vor dem Schlafengehen nicht mehr auf ihr Smartphone oder Ihren Computer! Dies hilft einerseits beim Abschalten, andererseits wissen wir mittlerweile, dass das blaue Licht der Monitore Schlafstörungen verursachen kann (siehe Abschnitt 8.1). Verordnen Sie sich Tempolimits, machen Sie eine Sache am Tag bewusst langsam. Gönnen Sie sich eine solche Entschleunigung! Selbstverständlich können hier Achtsamkeitstechniken im Alltag (zum Beispiel bewusstes Gehen, bewusstes Essen, bewusstes Zähneputzen), Yoga oder die klassische Meditation sehr hilfreiche Unterstützer sein.

Vielen Menschen hilft auch eine Konzentration auf den eigenen Atem. So könnten Sie beispielsweise nach einer anstrengenden Teambesprechung, einem schwierigen Gespräch mit einem Klienten, einer anstrengenden Abendzeremonie mit den Kindern und vielem mehr einfach eine Minute am offenen Fenster stehen und bewusst ein- und ausatmen. Sie setzen damit eine bewusste Zäsur, eine Trennung von dem, was eben noch war, und dem, was gleich folgen wird. Diese Trennung bewusst zu gestalten, ist ein Moment der Entschleunigung.

Was liegt bei Ihnen auf dem Nachttisch? Sind es Dinge, die an die Arbeit erinnern, die Sie lesen sollten, ja besser noch längst gelesen haben sollten? Wenn dies so sein sollte, möchte ich Sie ermutigen, diese Dinge aus Ihrem Schlafzimmer zu verbannen. Abschalten ist wichtig und dazu braucht es »Frei-Räume«: der leere Nachttisch, der freie Sonntag, der echte Urlaub, in dem die Arbeit zu Hause bleibt!

## Auf den Punkt gebracht

**In der modernen Beschleunigungsgesellschaft werden Sie kaum mehr Freizeit haben, wenn Sie sich nicht selbst bewusst darum kümmern und sich Ihre »Frei-Räume« schaffen!**

## Was bedeutet das für Sie?

**Seien Sie kreativ, nutzen Sie kleine Rituale des Alltags und verschnaufen Sie bewusst, indem Sie der eigenen Atmung immer wieder für kurze Zeit lauschen! Das Geniale daran ist, Ihren Atem haben Sie lebenslang bei sich – kostenlos und jederzeit. Mit bewussten Atempausen, die vielleicht nur Sekunden, vielleicht auch Minuten dauern, können Sie immer wieder aus dem Hamsterrad der Beschleunigung aussteigen. Mit der folgenden Zen-Geschichte möchte ich Sie zu einer besonderen Atempause einladen, die Sie vielleicht zu weiteren ermuntert.**

Ein Weiser wurde gefragt, wie es gelingen könnte, den Augenblick voll auszukosten, um etwas davon festhalten zu können. Schließlich sei der Augenblick zu wertvoll und unwiederbringlich, als dass man ihn einfach so entschwinden lassen könne.

»Was denkst du«, fragte der Weise den Fragesteller, »wenn du versuchst, den Augenblick festzuhalten?«

»Ich denke: Jetzt!«, antwortete dieser.

»Und dann?«, fragte der Weise.

»In dem Moment, in dem ich Jetzt! denke, ist er auch schon vorbei und ich habe nichts mehr davon. Festhalten kann ich nichts.«

»Du hast recht«, erwiderte der Weise. »In dem Moment, in dem du Jetzt! denkst, ist das Jetzt schon vorüber. Jetzt! sagen nützt gar nichts.«

»Aber was soll ich tun?«, fragte der andere. »Ganz gleich, was ich denke, es ist sofort verflogen.«

»Du täuschst dich«, sagte der Weise. »Ich will dir ein Geheimnis anvertrauen. Versuch es einmal anders: Atme tief ein und aus. Höre auf den Schlag deines Herzens. Schau, was Jetzt! grade ist und dann sag ganz einfach und ruhig: Ja. In diesem Ja kostest du den gegenwärtigen Augenblick voll aus. Viele vergangene Augenblicke und viele Augenblicke, die noch kommen werden.

Das Ja verfliegt nicht wie das flüchtige Jetzt! Es bleibt bei dir. Das Ja ist stärker als die Zeit. Es hat Teil an dem, was nicht vergeht.«

Der Weise lächelte: »In jedem Ja wohnt ein Augenblick Ewigkeit. Du kannst es fühlen!«

(Quelle unbekannt)

## 8.10 Verzicht im Überfluss – warum weniger manchmal zufriedener macht

*Glück ist die Fähigkeit zum Verzicht.*

Seneca

Welcher Verzicht hat Sie schon einmal glücklich gemacht? Wir leben in der westlichen Welt in einer schier unbegrenzten Fülle. Ein moderner Haushalt verfügt heute etwa über 10.000 Gegenstände, vor hundert Jahren waren es etwa 400. Wenn Sie heute in einen gängigen Supermarkt gehen, können Sie zwischen 10 bis 20 verschiedenen Joghurtanbietern und ebenso vielen Buttersorten aussuchen. Sie haben fast überall die Qual der Wahl. Des Öfteren schon habe ich mir gewünscht, es möge eine Versicherung geben, die alles Notwendige abdeckt, ohne dass ich mich um die »Wenns« und »Danns« und all das Kleingedruckte der verschiedenen Anbieter kümmern müsste. Im Überfluss drohen wir manchmal unterzugehen. Genau deshalb kann der bewusste Verzicht ein hilfreiches Gegenmittel sein.

Vielleicht haben Sie schon einmal von der nun schon seit Jahren bestehenden Aktion »7 Wochen ohne« gehört. Hier wird bewusst dazu eingeladen, die sogenannte Fastenzeit für einen selbst gewählten Verzicht zu nutzen. Dies können die Klassiker wie der Verzicht auf Alkohol oder Süßigkeiten sein, genauso aber auch der Verzicht auf das Nutzen des Fernsehgeräts, des Handys oder des Computers. Es müssen nicht gleich sieben Wochen sein, auch der punktuelle Verzicht auf etwas Liebgewonnenes, auf eine selbstverständliche Gewohnheit, kann den Blick neu weiten und Veränderung bewirken. Vermutlich haben Sie schon einmal die Erfahrung gemacht, aus einem fremden Urlaubsland zurückzukehren und Einfaches wieder viel mehr zu schätzen, zum Beispiel eine Scheibe Vollkornbrot nur mit Butter beschmiert. Selten schmeckte diese so gut wie nach der Konsumpause.

Gleichzeitig ist Urlaub ein eindrucksvolles Beispiel für Verzicht. Wie wenig von dem, was Sie sonst so begleitet, nehmen Sie mit in den Urlaub? Wie gut, wie einfach, wie entspannt lässt es sich für ein paar Wochen aus dem Koffer leben! Oftmals genießen wir gerade auch das am Urlaub: die Reduktion auf das Wenige, den Verzicht auf die Fülle.

Auch andere Formen des Verzichts können unser Leben bereichern und dem Überfluss etwas entgegensetzen. So handeln einige Menschen nach dem Grundsatz, ein Kleidungsstück wegzugeben, wenn sie sich ein neues gekauft haben. Dieses freiwillige Entrümpeln kann ungeheuer entlastend sein. Wer hat nicht schon einmal die Erfahrung gemacht, dass das Ausmisten vielleicht nur einer einzigen Schreibtischschublade mit Gefühlen von Freude und Leichtigkeit einhergeht. Und genau darum geht es bei der Idee, das Verzichten auch als Gegenmittel gegen Depressionen zu nutzen: Ballast abwerfen und leichter werden, genau wie ein Heißluftballon, der durch Leichtigkeit vom Boden abhebt; Raum schaffen für Neues, das manchmal Platz braucht; loslassen und akzeptieren, was nicht zu verändern ist.

Die Freiwilligkeit allerdings spielt hierbei eine zentrale Rolle. Dies belegt eine interessante Untersuchung an Patienten einer Fastenklinik. Morgens bestimmte man in ihrem Speichel die Konzentration des Stresshormons Cortisol. Während dieses Hormon bei der Gruppe der freiwillig Fastenden im Normbereich war, zeigte es sich bei denjenigen Patienten massiv erhöht, die sich für eine zwangsverordnete Fastenkur in der Klinik aufhielten. Das gleiche Prinzip also kann befreien oder stressen.

Neulich stieß ich auf eine interessante Idee, die zunehmend an Beliebtheit gewinnt: die sogenannten Mikroabenteuer. Hier wird in gewisser Weise auch auf etwas verzichtet – auf die alltäglichen Annehmlichkeiten –, um dafür etwas anderes zu erleben. So übernachten Menschen im Garten, im nahe gelegenen Wald, auf dem Balkon, bereiten hierfür ein Picknick oder kochen auf dem Campingkocher, sie verzichten auf Komfort und vielleicht auf einen teuren Urlaub. Und sie integrieren diese Dinge sogar in den normalen Alltag.

Wer sich schon mal solche Auszeiten im Alltag und vom Alltag genommen hat, weiß, wie wohltuend das sein kann. Aussteigen auf Zeit kann jeder ohne viele Mittel! Auch das sind Verschnaufpausen, wie sie im letzten Kapitel thematisiert wurden.

## Auf den Punkt gebracht

Vielleicht kennen Sie die berühmte Frage, welche drei oder zehn – oder wie viele auch immer – Dinge Sie auf eine einsame Insel mitnehmen würden. Im Umkehrschluss ist dies eine Frage nach dem Verzichtenkönnen. Machen Sie sich vor allen Dingen bewusst, dass ein freiwilliger, bewusster Verzicht eine enorme Entlastung, manchmal geradezu eine Befreiung darstellen kann.

### Was bedeutet das für Sie?

Ich möchte Sie ermutigen, einmal bewusst für einen überschaubaren Zeitraum auf etwas zu verzichten. Seien Sie dabei vor allen Dingen neugierig auf die neuen, Ihnen dadurch überhaupt erst zugänglichen Erfahrungen! Der Blick auf das Neue, auf das, was vielleicht einmal ganz anders sein könnte, erweitert die Perspektive. Auch ein Kurzausstieg aus dem Alltag kann dazu beitragen.

Vielleicht werden Sie dadurch viel dankbarer sein für das, was Sie haben. Vielleicht entdecken Sie aber auch, dass Sie auf etwas gut verzichten können, was bisher undenkbar schien. In jedem Fall aber ist die Erweiterung der eigenen Perspektive ein mögliches Antidepressivum.

## 8.11 Vom »Ja, aber« zum »Ja und«

*Jedes Ding hat drei Seiten: eine, die du siehst, eine, die ich sehe, und eine, die wir beide nicht sehen.*

Aus China

Kommt Ihnen das bekannt vor? Sie schildern einer Freundin ein Problem, das Sie beschäftigt. Da gibt es einen Arbeitskollegen, der alle im Team nervt, der uneinsichtig ist und die gute Stimmung negativ beeinflusst. Das Team hat sich bereits auf ihn eingeschossen. Immer wieder »zerreißt man sich das Maul« über ihn. Sie haben bereits einmal versucht, ihn darauf anzusprechen, jedoch ohne Erfolg. Wie kann man nur so uneinsichtig sein? Warum toleriert der

Betrieb, dass ein Mitarbeiter die Stimmung der ganzen Abteilung beeinflusst? So schimpfen Sie munter weiter, bis Ihre Freundin Sie unterbricht. Sie erkundigt sich danach, ob dieser Mitarbeiter sich vielleicht einsam fühlen könnte, ob er vielleicht selbst unter der Situation leidet? Wie aus der Pistole geschossen antworten Sie: »Ja, vielleicht, aber ...«

Eine Ja-aber-Haltung kann zu einer gefährlichen Fußfessel werden, weil sie den Status quo zementiert. Das Aber verhindert etwas Neues, es verhindert Veränderung. Veränderung ist allerdings notwendig, gerade wenn Sie momentan in einer depressiven Weltsicht gefangen sind. Dabei ist es mir sehr wichtig zu betonen, dass Sie für Ihre Depression nichts können, dass Sie zu einer Veränderung Ihrer Sichtweise auf sich und die Welt dennoch etwas beitragen können.

Dabei spielen die Vorstellungen, die wir uns von Dingen oder Menschen machen, eine entscheidende Rolle. So reagieren wir oft auf Annahmen, die in unserem Kopf entstanden sind, ganz ähnlich wie in der berühmten Geschichte von dem Mann mit dem Hammer, die Paul Watzlawick[33] in seinem Buch »Anleitung zum Unglücklichsein« erzählt.

Diese handelt davon, dass ein Mann ein Bild aufhängen möchte. Er hat zwar einen Nagel, nicht jedoch einen Hammer. Da fällt ihm sein Nachbar ein, von dem er weiß, dass er über eine gut ausgestattete Werkstatt verfügt. Er befindet sich schon auf dem Weg zu diesem, als ihm durch den Kopf schießt, dass dieser Nachbar ihn ja seit Tagen nicht gegrüßt hat. Er hingegen bemühe sich stets um einen freundlichen Kontakt. Wie kann man nur so unfreundlich sein? Immer mehr steigert sich dieser Mann in Vorstellungen von seinem Nachbarn hinein, die seine Gefühle von Wut und Ärger derart anstacheln, dass er schließlich außer sich vor Zorn an der Tür des Nachbarn klingelt. Als dieser ihm freundlich die Tür öffnet, brüllt er ihm entgegen: »Behalten Sie doch Ihren verdammten Hammer, Sie Rüpel!«

Ähnliche Geschichten werden mir fast täglich von meinen Patienten berichtet. Das Tragische daran ist: Auch wenn es sich nur um meine Vorstellungen handelt, bestimmen sie mein Handeln und damit meine Wirklichkeit. Wenn ich glaube, dass der andere mich absichtlich nicht grüßt, werde ich dies bewusst auch nicht tun. Ein Kreislauf der Ablehnung droht zu beginnen, an dessen Ende tatsächlich Feindschaft stehen kann. Die Vorstellungen von dem, was der andere über mich denkt, wie er mich findet und warum er sich gerade so verhält, bestimmen ganz wesentlich meine Beziehung zu ihm. Es lohnt sich, diese Vorstellungen auf ihren Wahrheitsgehalt zu überprüfen und mir immer wieder bewusst zu machen, dass es sich um meine Vorstellungen und nicht um die Wirklichkeit handelt!

## Auf den Punkt gebracht

- Es lohnt sich, das »Ja-abern« genauer unter die Lupe zu nehmen. Es zunächst zu registrieren, um es dann, wenn Sie mögen, zu verändern.
- In der Regel bestimmt unsere Vorstellung von anderen und von der »Welt da draußen« unser Handeln, unabhängig davon, ob diese Vorstellung zutrifft oder nicht! Es könnte auch alles ganz anders sein: Halten Sie das zumindest für möglich!

## Was bedeutet das für Sie?

Ich möchte Sie zu Folgendem einladen:

1. Ihre täglichen »Ja-aber« bewusst wahrzunehmen und
2. ihnen mit nur einem einzigen Wort zu begegnen, einem »und«.

Antworten Sie statt mit »Ja, aber« mit »Ja und« und beobachten Sie, welchen Unterschied dies macht! Wenn Ihnen Ihre Freundin das nächste Mal mitteilt, dass Ihnen die neue Kette wunderbar steht, antworten Sie nicht: »Aber die habe ich nur vom Flohmarkt.« Sondern: »Vielen Dank, das freut mich, und ich dachte, dass so ein Flohmarktschnäppchen gar nicht so besonders ist.«

Vielleicht hilft Ihnen dabei die Geschichte des Wasserträgers.

Vor langer Zeit lebte ein Wasserträger in Indien. Er trug einen schweren Holzstab, an dem rechts und links je ein großer Wasserkrug befestigt war. Einer der Krüge hatte einen Sprung. Der andere aber war intakt, und so konnte der Wasserträger mit diesem Krug am Ende seines langen Weges vom Fluss zum Haus seines Herrn eine volle Portion Wasser abliefern. In dem Krug mit dem Sprung befand sich immer nur die Hälfte des Wassers. Zwei Jahre lang lieferte der Wasserträger also einen vollen und einen halb vollen Krug ab. Der Krug mit dem Sprung schämte sich, dass er durch seinen Makel nur halb so gut war wie der andere Krug. Nach zwei Jahren voller Scham sprach er eines Tages zu seinem Träger: »Ich schäme mich so für mich selbst, und ich möchte mich bei dir entschuldigen.«

Der Wasserträger antwortete: »Aber wofür schämst du dich?« Der Krug entgegnete: »Ich war über all die Jahre nicht in der Lage, das Wasser zu halten. Du hattest die volle Anstrengung, bekommst aber nicht den vollen Lohn, weil du immer nur anderthalb statt zwei Krüge Wasser ablieferst.« Dem Wasserträger tat der alte Krug leid und er wollte ihn trösten: »Achte einmal, wenn wir zum Haus meines Herren gehen, auf die wundervollen Blumen am Straßenrand.« Der Krug ließ sich dadurch ein wenig trösten, und so machten sie sich erneut auf den Weg.

Am Ende des Weges schämte sich der Krug allerdings erneut und entschuldigte sich zerknirscht bei dem Wasserträger. Der aber erwiderte: »Hast du die Blumen am Straßenrand gesehen? Ist dir aufgefallen, dass sie nur auf deiner Seite des Weges wachsen? Ich wusste immer schon von deinem Sprung. Und so habe ich einige Blumensamen auf deiner Seite des Weges verstreut. Immer wieder hast du sie gewässert, als wir unterwegs waren. Und so konnte ich jeden Tag einige dieser wundervollen Blumen pflücken, die mein Haus und das meines Herrn schmücken: und all diese Schönheit verdanke ich dir.«

(Quelle unbekannt)

## 8.12 Was Ihre Stimmung hebt

*Ihr könnt den Vogel Sorge nicht daran hindern,*
*über eurem Kopf zu fliegen, aber ihr könnt ihn daran hindern,*
*in eurem Haar sein Nest zu bauen.*
Aus China

Mit diesem Kapitel möchte ich Sie anregen, »Stimmungsaufheller« für Ihr Leben zu entdecken und zu nutzen. Dabei ist der Blick auf die kleinen freudvollen Momente wichtig und keineswegs trivial. Uns allen fällt es leichter, Negatives und Belastendes wahrzunehmen. Dies hängt mit unserem evolutionsbiologischen Erbe zusammen, das sich auch in unseren Genen wiederfindet. Dafür können wir nichts. Wir können allerdings bewusst lernen, neue Schwerpunkte zu setzen. So kann aus dem *Dankbarkeits- und Freudetagebuch* (siehe entsprechendes Kapitel) ein »Schatzkästchen« für eine bessere Stimmung werden.

Die berühmten *Freudebohnen* können dabei helfen, die Momente besser wahrzunehmen und zu verankern.[34] Nehmen Sie sich hierfür zum Beispiel fünf Bohnen morgens in die rechte Hosentasche und lassen dann jeweils eine Bohne in die linke Tasche wandern, sobald Ihnen etwas Freudiges widerfahren ist oder Sie für etwas dankbar sind. Am Abend können Sie dann jede Bohne nochmals in die Hand nehmen und ihre Geschichte erzählen lassen, die Sie dann in Ihrem Tagebuch festhalten können. Ein weiterer Vorteil der »Hosentaschen-Bohnen« ist darüber hinaus der, dass Sie jedes Mal, wenn Sie aus einem anderen Grund in die Tasche greifen, daran erinnert werden, die kleinen Freuden und Momente der Dankbarkeit in Ihrem Alltag wahrzunehmen.

Darüber hinaus ist es hilfreich, unser Bewusstsein zu schulen. Normalerweise verschwinden Dinge, die wir wahrnehmen, schnell wieder aus unserem Bewusstsein. Wollen wir diesem Prozess entgegenwirken, kann es helfen, Dinge und Erlebnisse wie mit einer Lupe zu betrachten. Intuitiv nutzen wir solche *Lupeneffekte*, wenn wir zum Beispiel in Urlaubserinnerungen schwelgen, entsprechende Bilder oder Filme immer wieder anschauen und uns davon berichten (»weißt du noch ...«). Auf gleiche Weise können Sie auch mit den freudvollen Erfahrungen und den Momenten der Dankbarkeit in Ihrem Alltag umgehen: Betrachten Sie sie immer wieder wie ein schönes Urlaubsfoto und teilen Sie sie mit anderen! Wenn Sie selbst daran beteiligt waren, klopfen Sie sich ruhig auf die Schulter, beglückwünschen Sie sich oder bedanken Sie sich bei sich selbst dafür.

Positive Erlebnisse lassen sich also auf folgende Weise verstärken:

- In dem ich sie erstens wahrnehme,
- sie zweitens innerlich durch eine Gedächtnisstütze festhalte,
- sie drittens in ein Tagebuch eintrage,
- sie viertens mit anderen teile,
- und sie mir fünftens wieder ins Gedächtnis rufe, indem ich mir immer wieder den Blick in das »Erinnerungsalbum« gönne.

Ein weiterer »Stimmungsaufheller« ist die *Fähigkeit, sich entscheiden zu können* und *sich festzulegen*. Genau dies fällt depressiven Menschen häufig schwer. Aber sich entscheiden zu können, spielt eine ganz wesentliche Rolle für Lebenszufriedenheit und Wohlbefinden, weil das Offene, Unentschiedene permanent Energie beansprucht, die dann für das echte Leben in der Gegenwart fehlt. Umgekehrt belastet uns alle die Qual der Wahl, die in vielen Lebensbereichen Einzug hält, und kann zu Erschöpfung und sogar zu Depression Anlass geben. Wer hat nicht schon genervt oder verzweifelt Produkte verglichen, sich dabei in endlosen Recherchen verloren und am Ende das Gefühl gehabt, sich für das Falsche entschieden zu haben! Das Resultat: Sie sind unzufrieden, und das beeinflusst Ihre Stimmung negativ.

Eine Lösungsmöglichkeit liegt im Sichbegnügen, anstelle einer Haltung des Maximierenwollens. Es reicht, eine Entscheidung zu treffen, die den eigenen Bedürfnissen entspricht und *gut genug* ist. Eine solche Haltung ist erlernbar, ja ich glaube, dass sie sogar überlebensnotwendig ist in einer Welt permanent anwachsender Optionen. Eine Schnäppchenjäger-Mentalität, die stets das Optimum erreichen möchte, bindet Zeit und Energie und ist letztlich zum Scheitern verurteilt, weil die Entscheidung von heute bereits morgen durch einen veränderten »Markt« veraltet ist. Wenn Sie darauf mit dem inneren Kommentar »Hätte ich doch bis heute gewartet …« reagieren, haben Sie eine weitere Anleitung zum Unglücklichsein formuliert.

Sie können gerne einmal an eine solche Schnäppchenjäger-Entscheidung in Ihrem Leben zurückdenken und dabei überprüfen, wie lange diese gedauert hat, wie Sie sich dabei gefühlt haben und wie Sie rückblickend darüber denken. Auf der anderen Seite können Sie eine Entscheidung betrachten, bei der Sie sich begnügt haben, weil Sie nicht alle Optionen durchgespielt und zu Ende gedacht haben. Vergleichen Sie die aufgewandte Energie und die daraus resultierende Zufriedenheit am Ende der jeweiligen Entscheidungsprozesse. Überprüfen Sie, wie Sie in Zukunft mit solchen Entscheidungen umgehen möchten und welche Haltung Sie in Ihrer Lebenspraxis langfristiger weniger belastet und zufriedener macht. Denn die für Sie »bessere« Haltung gilt es zu pflegen.[35]

Ein Leitgedanke bei alldem kann die zunehmend um sich greifende Zeitnot sein, unter der immer mehr Menschen leiden. Sie trägt mit dazu bei, dass wir uns in vielen Bereichen immer mehr anstrengen müssen, um den Erfordernissen von Beruf und Alltag zu genügen, um Schritt zu halten und nicht abgehängt zu werden. Diese Anforderungen gelten bei weitem nicht nur im Berufsleben, sie haben längst Einzug gehalten in alle Lebensbereiche.[36] Die Einstellung des Maximierenwollens oder -müssens trägt zur erlebten Zeitnot bei, weil sie Zeit kostet, die an anderer Stelle fehlt. Zeit lässt sich eben nicht vermehren. Weil das so ist, sind Zeit haben, sich Zeit lassen, sich Zeit nehmen Stimmungsaufheller.

Wenn Sie mögen, können Sie im Hinblick auf das beschriebene Zeitphänomen noch einen Schritt weitergehen und der vielfach um sich greifenden Beschleunigung ein *Zeitgeschenk* entgegensetzen. Dies könnte ein Geburtstags- oder Weihnachtsgeschenk sein in Form eines gemeinsamen Spaziergangs mit anschließendem Kaffeetrinken, die Einladung zu einem selbst gekochten Abendessen, das Verschenken eines selbst geschriebenen Gedichtes und vieles andere mehr. Ein solch immaterielles Geschenk kostet tatsächlich Zeit; Zeit, die ja angeblich Geld ist. Anders allerdings als bei einem materiellen Geschenk erhalten Sie hierbei selbst etwas zurück, Sie sind Teil des Geschenkes und seiner Wechselwirkung.

Aus der Glücksforschung der Positiven Psychologie ist mittlerweile gut belegt, dass *Zuwendung und Engagement* gegenüber anderen mit hoher Lebenszufriedenheit und Glück einhergehen (vgl. Seligmann). Schon Frankl hat seit den 30er Jahren des vergangenen Jahrhunderts in seiner Logotherapie und Existenzanalyse darauf hingewiesen, dass in der Hingabe an eine Aufgabe ein persönlicher Sinn erlebt werden kann, der Depressionen überwinden hilft.[37]

Ein weiterer »Stimmungsaufheller« ist *Optimismus*. Optimismus ist erwiesenermaßen ein wesentlicher Resilienzfaktor, das heißt ein Faktor, der seelische Widerstandskraft fördert. Optimismus beschreibt die Kunst, den eigenen Handlungsspielraum zu sehen und zu nutzen. Das berühmte halb volle Glas anstatt des halb leeren Glases zu sehen. Jetzt werden Sie vielleicht einwenden, dass ja genau dies in der Depression abhandengekommen ist oder dass Sie eben immer schon, sozusagen genetisch bedingt, ein Pessimist waren. Dies alles mag zutreffen, dennoch gilt: Optimismus ist lernbar, am besten von Optimisten selbst.

Ich hatte schon darauf hingewiesen, dass das Führen eines Freude- und Dankbarkeitstagebuches ein hilfreicher Schritt in die Richtung sein kann, den eigenen Handlungsspielraum zu erweitern. Darüber hinaus kann man von Optimisten lernen, schlechte Ereignisse als Gewitterwolken zu betrachten, die vorüberziehen, die zeitlich begrenzt sind und vor allen Dingen von außen kommen. Ein Optimist gibt eher den Umständen als sich selbst die Schuld. Bei einem Missgeschick, wie beispielsweise einem Autounfall, würde er folgenden inneren Dialog führen: »Heute war nicht so mein Tag, wo ich doch sonst so sicher und gut Auto fahre. Die Sonne stand derart ungünstig, dass ich eigentlich fast nichts sehen konnte, und dann kam auch noch diese Nachricht im Radio, die mich kurzzeitig ablenkte. Das passiert mir so schnell nicht wieder.«

Ein Pessimist hingegen würde innerlich eher wie folgt mit sich sprechen: »Wie konnte ich nur so blöd sein, immer wieder passieren mir solche Missgeschicke, ich bin halt einfach ein ungeschickter und unaufmerksamer Mensch. Jetzt habe ich richtig Angst, erneut ins Auto zu steigen. Der nächste Unfall ist ja nur eine Frage der Zeit.«

Sie spüren schon beim Lesen den Unterschied. Während Pessimisten Ereignisse als von ihnen selbst verschuldet und nicht veränderbar betrachten und dazu neigen, diese Erfahrung zu generalisieren, das heißt auf unterschiedliche Bereiche des Lebens zu übertragen, tun Optimisten das Gegenteil: Sie betrachten die äußeren Faktoren als wesentliche Einflussgrößen, sie beschreiben das Ereignis als Eintagsfliege und ziehen daraus keine negativen Rückschlüsse auf die eigene Person. Und vor allem erkennen sie auch in solchen Situationen noch einen persönlichen positiven Handlungsspielraum. Bei positiven Ereignissen hingegen schauen Optimisten durch die rosarote Brille. Sie klopfen sich auch dann auf die Schulter, wenn ihr Anteil am Erfolg eher bescheiden war, und ziehen daraus gleichzeitig Rückschlüsse ganz allgemeiner Art, wie: »Das hab ich wieder mal super hingekriegt, ich freu mich schon auf die nächste Gelegenheit, diese Fähigkeit erneut anzuwenden.« Wie Pessimisten einen Erfolg beurteilen, können Sie sich denken. Sie schreiben den Erfolg dem Zufall oder anderen zu und sehen nicht Ihren eigenen Anteil daran.

Um Missverständnissen vorzubeugen: Es geht nicht darum, für persönliche Fehler keine Verantwortung zu übernehmen. Das ist sogar ein ganz wichtiger, eigener Punkt, der durchaus mit seelischer Gesundheit korreliert. Vielmehr geht es darum, die eigenen Fähigkeiten und Stärken sehen zu lernen, sich für kleine und größere Erfolge zu beglückwünschen und auch zu belohnen und auch in schwierigen Situationen den eigenen Handlungsspielraum sehen zu lernen. Und es geht darum, den inneren »Kritiker«, inneren »Nörgler« und inneren »In-die-Suppe-Spucker« bewusst wahrzunehmen und diesen inneren Quälgeistern deutlich zu widersprechen. Diese inneren »Schlechtmacher-Gedanken« haben ihre eigene Entstehungsgeschichte und waren zu bestimmten Zeiten des Lebens hilfreiche Überlebensstrategien.[38]

Heute sind sie eher destruktiv. Sie haben sich allerdings aus »guter« Gewohnheit innerlich breitgemacht. Im Umgang mit ihnen ist zunächst hilfreich, zu verstehen, wann und warum sie entstanden sind. In einem zweiten Schritt ist es gut, in einen inneren Dialog mit diesen inneren Anteilen zu treten. Sie können dem inneren Kritiker zum Beispiel mitteilen, dass diese Erfahrungen, auf die sich seine Kommentare beziehen, längst Geschichte sind. Sie können ihm mitteilen, was im Laufe der Jahre aus Ihnen geworden ist und wo Sie heute stehen. Vielleicht ist es dann sogar möglich, sich bei diesem »Kritiker« dafür zu bedanken, dass er Ihnen damals das Überleben in schwierigen Zeiten leichter gemacht hat.

## Auf den Punkt gebracht

Sie sind Ihrer Stimmung nicht so ausgeliefert, wie Sie zunächst glauben! Stimmungen sind beeinflussbar, auch wenn das nicht immer leicht ist und schon gar nicht von selbst geschieht. Allerdings können Sie lernen, den Optimierungswahn zu verlassen, sich mit dem »Gut genug« anzufreunden und bei den Optimisten in die Schule zu gehen, die sich Erfolge selbst zuschreiben, Misserfolge hingegen eher als Schicksal oder einmaliges Pech betrachten. Sie können die Miesepeter-Gedanken über sich selbst erkennen und lernen, ihnen freundlich, aber entschieden zu widersprechen. Dabei werden Sie vielleicht erkennen, dass solche Gedanken früher einmal sinnvoll waren, heute aber nur Ballast sind.

Was bedeutet das für Sie?

- Sie können Ihre Stimmung positiv beeinflussen, indem Sie ein Dankbarkeitstagebuch führen und lernen, bewusst immer wieder den Scheinwerfer auf diese positiven Aspekte des Lebens zu richten (siehe auch Abschnitt 8.2). Sie können diese Aspekte lupenhaft vergrößern, indem Sie sie aufschreiben, mit anderen teilen und indem sie selbst immer wieder in den positiven eigenen Erinnerungen blättern.
- Sie können darüber hinaus lernen, das Leiden an den schier unendlichen Optionen des Lebens zu verringern, indem Sie sich für ein »Gut genug« entscheiden, anstatt überall ein mögliches Maximum herausholen zu wollen.
- Sie können schließlich von den Optimisten lernen, den eigenen Handlungsspielraum zu entdecken, sich selbst als Teil von Erfolgserlebnissen zu betrachten und abwertende innere Dialoge zu bemerken und zu unterbrechen.

Die folgende Indianerweisheit fasst auf besondere Weise das Gesagte zusammen:

Ein alter Indianer saß mit seinem Enkelsohn am Lagerfeuer. Es war schon dunkel geworden, und das Feuer knackte, während die Flammen in den Himmel züngelten. Der Alte sagte nach einer Weile des Schweigens: »Weißt du, wie ich mich manchmal fühle? Es ist, als ob da zwei Wölfe in meinem Herzen miteinander kämpfen würden. Einer der beiden ist rachsüchtig, aggressiv und grausam. Der andere hingegen ist liebevoll, sanft und mitfühlend.« »Welcher der beiden wird den Kampf um dein Herz gewinnen?«, fragte der Junge. »Der Wolf, den ich füttere«, antwortete der Alte.

(Quelle unbekannt)

# 9. Wann sind Medikamente oder eine Lichttherapie hilfreich?

*Wenn die Liebe ein Medikament wäre,*
*der Beipackzettel wäre ein dickes Buch.*
Ernst Ferstl

Die Wirkung jedes Medikamentes ist abhängig von der persönlichen Überzeugung, die mit ihm verbunden ist. Dies gilt auch für alle Arten von antidepressiv wirkenden Medikamenten. Aus zahlreichen Medikamenten- und Placebostudien wissen wir heute, wie wirksam der Glaube beziehungsweise die Skepsis sind. Eindrucksvoll wurde dies bereits in der Kriegsmedizin aus der Not heraus erkannt. Damals ging in den Lazaretten das hochwirksame Schmerzmedikament Morphin zur Neige. Kluge Ärzte entschlossen sich dazu, ihren Patienten dennoch etwas zu spritzen, nämlich eine an sich unwirksame Kochsalzlösung. Das Vertrauen auf medizinische Hilfe durch das Medikament reduzierte die Schmerzen tatsächlich. Auch umgekehrt funktioniert dieser Mechanismus. So erhielten Schmerzpatienten eine Morphininfusion; gleichzeitig wurde ihnen gesagt, dass sie im Rahmen einer Untersuchung nur eine unwirksame Kochsalzlösung erhalten würden. Verblüffenderweise wurde durch diese Mitteilung die Wirkung von Morphin aufgehoben.

Ich weise bewusst zu Beginn dieses Kapitels auf diese Zusammenhänge hin, damit Sie sich Klarheit über die eigene Überzeugung Medikamenten gegenüber verschaffen. Sollten Sie einer antidepressiven medikamentösen Behandlung aus welchen Gründen auch immer mit Ablehnung gegenüberstehen, ist die Wahrscheinlichkeit eines Misserfolgs groß. Sollten Sie sich hingegen für eine solche Behandlung entscheiden, verbinden Sie die Einnahme der Medikamente, wenn möglich, mit der tiefen inneren Überzeugung einer hilfreichen Unterstützung und Wirkung. Denn genau das können Antidepressiva erreichen.

Die Forschungsergebnisse zeigen, dass Menschen mit einer leichten Depression von Antidepressiva in der Regel nicht profitieren. Nur bei wenigen Patienten zeigte sich eine Besserung. Bei schwergradig depressiven Episoden allerdings können Medikamente eine große Hilfe darstellen und nicht selten erst den Zugang zu Psychotherapie und weiteren Behandlungsschritten ermöglichen.[39]

Grundsätzlich sollten Sie wissen, dass die Wirkung eines Antidepressivums nicht der einer Kopfschmerztablette entspricht, also nicht unmittelbar spürbar wird. Vielmehr tritt die gewünschte Wirkung erst nach 10 bis 14 Tagen ein, gelegentlich auch erst nach drei Wochen. Dies verlangt zunächst Geduld, weil Nebenwirkungen wie Durchfälle, Mundtrockenheit, Magenschmerzen etc. oft sehr rasch auftreten und einen dann dazu veranlassen können, die Medikamente wieder abzusetzen, weil man nun zur eigentlichen Depression vielleicht auch noch körperliche Symptome hinzubekommen hat. Wichtig zu wissen ist, dass viele Nebenwirkungen nach 7 bis 14 Tagen verschwinden und die Verträglichkeit dann deutlich zunimmt. Selbstverständlich allerdings sollte bei anhaltenden, die Lebensqualität deutlich einschränkenden Nebenwirkungen rasch über einen Wechsel des Medikamentes entschieden werden.

Es gibt mittlerweile sehr viele, unterschiedlich wirkende Antidepressiva, von denen wir leider nicht im Voraus sagen können, welches bei wem besonders gut wirkt. Verwechseln Sie deswegen bitte nicht einen notwendigen Medikamentenwechsel mit dem Gefühl, ein Versuchskaninchen zu sein. Vielmehr geht es um das genaue Gegenteil, nämlich die für Sie genau passende Medizin zu finden.

Sollten Sie in Ihrem Leben bereits früher erfolgreich medikamentös behandelt worden sein, so nennen Sie bitte Ihrem Arzt genau dieses Präparat. Es ist nämlich davon auszugehen, dass dieses auch im aktuellen Fall zu einer Besserung führen wird. Auch lohnt es sich, in der Familiengeschichte nachzuforschen, wenn Verwandte ersten oder zweiten Grades antidepressiv behandelt wurden. Das Präparat, das Ihr Angehöriger eingenommen hat, könnte auch für Sie das richtige sein. Sie können damit die Suche nach einem Medikament erleichtern und einschränken.

Gleichzeitig sollten Sie zu Beginn der Therapie wissen, dass die Entscheidung für eine medikamentöse Therapie bedeutet, dass Sie diese in der Regel über sechs Monate fortführen. Auch wenn sich schneller eine Besserung einstellt. Anders als bei der Einnahme eines Antibiotikums bei einem fieberhaften Infekt reicht in der Depressionsbehandlung nicht das Aufbrauchen einer Packung. Vielmehr sollten Sie nach Verschwinden der depressiven Symptome die medikamentöse Therapie über wenigstens vier bis sechs Monate unverändert fortsetzen, ehe Sie mit einem schrittweisen Ausschleichen beginnen. Sie reduzieren damit die Gefahr eines Rückfalls. Dies ist deswegen besonders wichtig, da bekannt ist, dass man sich in den ersten Monaten nach einer erfolgreich überstandenen Depression in einem wackeligen Gesundheitszustand befindet, der noch besonderen Schutz benötigt. Dabei kann Ihnen insbesondere eine ambulante Psychotherapie helfen.

Bei der Wahl eines geeigneten Antidepressivums berücksichtigt Ihr behandelnder Arzt neben der eventuell früheren Wirksamkeit die Verträglichkeit, die Überdosierungssicherheit, die Handhabbarkeit und Begleitkrankheiten. So eignen sich zum Beispiel schlafanstoßende Antidepressiva bei ausgeprägten Schlafstörungen. Auf der anderen Seite müssen Wechselwirkungen mit anderen Medikamenten und körperlichen Erkrankungen wie Diabetes oder eine Herzkrankheit in der Wahl des Medikaments Berücksichtigung finden. Auch der Wunsch, zum Beispiel ein pflanzliches Präparat wie Johanniskraut einzunehmen, sollte in der Entscheidungsfindung berücksichtigt werden. Schließlich ist auch das Lebensalter zu Einnahmebeginn bei der Auswahl relevant.

Zu Beginn der Behandlung sollte ein Blutbild erhoben und das Ausgangsgewicht festgehalten werden. Sollten Sie rasch größere Gewichtsschwankungen feststellen, besprechen Sie dies unbedingt mit Ihrem behandelnden Arzt, genauso wie das Auftreten anderer Symptome. Überprüfen Sie zusammen mit Ihrem behandelnden Arzt spätestens nach drei bis vier Wochen die Wirkung des Medikamentes. Berücksichtigen Sie allerdings, dass hierfür die empfohlene Behandlungsdosierung zugrunde gelegt werden muss und nicht eine aus Verträglichkeitsgründen anfänglich gewählte Einstiegsdosierung. Dies bedeutet, dass die zwei bis drei Wochen bis zum Wirkungseintritt erst ab dem Tag gelten, an dem diese empfohlene Dosierung erreicht ist.

Wer ein Medikament abrupt absetzt, riskiert gelegentlich sehr unangenehme Reaktionen, die oftmals verwechselt werden mit dem Wiederkehren einer Depression. Dagegen handelt es sich in der Regel um Absetzphänomene, die man vermeidet, wenn man (bitte in Abstimmung mit Ihrem Arzt) das Medikament schrittweise absetzt. Von manchen werden diese Reaktionen als Zeichen der Abhängigkeit missgedeutet. Dies ist aber falsch. Antidepressiva machen nicht abhängig! Hätten sie ein Suchtpotential, dann würde es hierfür längst einen Schwarzmarkt geben. Dem ist aber nicht so!

Sollten Sie bereits an einer zweiten oder gar dritten depressiven Episode erkrankt sein, wird Ihnen Ihr behandelnder Arzt vermutlich vorschlagen, das Antidepressivum mindestens zwei Jahre lang zu nehmen. Möglicherweise wird er Ihnen auch ein alternatives Medikament, meist Lithium, zur sogenannten Phasenprophylaxe vorschlagen. Die Entscheidung hierfür hängt von der Schwere der depressiven Phasen, ihrer Dauer, ihrer Häufigkeit und den mit der jeweiligen Depression einhergehenden Einschränkungen zusammen. Eine solche Entscheidung kann nur in einem persönlichen Abwägungsprozess unter Berücksichtigung aller genannten Faktoren erfolgen. In jedem Fall allerdings ist bei dem erneuten Auftreten einer Depression eine Psychotherapie zu empfehlen. Sie stellt nach aktueller Studienlage die beste Rückfallprophylaxe dar. Auch die Beschäftigung mit achtsamkeitsbasierten Verfahren ist in diesem Fall anzuraten.

Die genauen Wirkmechanismen der verschiedenen Antidepressiva sind komplex und im Einzelnen auch noch unbekannt. Einiges deutet mittlerweile darauf hin, dass durch die Medikamente die sogenannte neuronale Plastizität verbessert wird, was in etwa bedeutet, dass unser Gehirn wieder flexibler und von außen ansprechbarer wird. Veränderungsimpulse könnten damit leichter umgesetzt werden, die beispielsweise in einer Psychotherapie angestoßen werden. Ein weiteres zentrales Wirkelement, das mit dem erstgenannten möglicherweise in Zusammenhang steht, ist die gezielte Beeinflussung der Gefühlsverarbeitung, die bei depressiven Patienten typischerweise ins Negative verzerrt ist. Wenn das negative Erleben abgeschwächt wird, kann dies bei bestimmten Gruppen von Antidepressiva (Serotonin-Wiederaufnahmehemmer, SSRI) aber auch die Intensität positiver Gefühle beeinträchtigen.[40] Diese emotionale Verflachung wird von einigen Patienten als sehr unangenehm erlebt, andere kommen hingegen gut mit ihr klar. Wenn Sie darunter leiden sollten, sprechen Sie unbedingt mit Ihrem behandelnden Arzt darüber. Hier kann der Wechsel zu einem anderen Medikament hilfreich sein.

Sollten Sie unter einer saisonal abhängigen Depression, einer sogenannten Winterdepression leiden, dann nutzen Sie unbedingt *Licht als therapeutische* Hilfe – bei anderen Formen der Depression wirkt Licht leider nicht in diesem Maße. Ein halbstündiger Spaziergang oder ein gleich langes Bad in der Sonne wirken erwiesenermaßen stimmungsaufhellend. Weil in der dunklen Jahreszeit dieses natürliche Antidepressivum »Sonne« oft fehlt, lohnt der Einsatz einer Lichtlampe. Diese sollte über eine Lichtintensität von 10.000 Lux verfügen. Man sitzt dann täglich in den Vormittagsstunden für eine halbe Stunde vor der Lampe, die etwas größer als ein Computerbildschirm ist, und schaut dabei immer wieder ins Licht. Die Wirkung erfolgt nämlich über die Netzhaut, die dann im Gehirn unter anderem die Ausschüttung von Botenstoffen anregt. Eine solche Therapie muss über die gesamte dunkle Jahreszeit durchgeführt werden, sie ist ohne wesentliche Nebenwirkung und wirkt meist schon nach einer Woche. Die Krankenkassen übernehmen manchmal die Kosten für eine Lichtlampe. Ein gutes Gerät kostet etwa 300 Euro.

## Auf den Punkt gebracht

Eine medikamentöse Behandlung kann den Verlauf insbesondere einer schweren depressiven Erkrankung sehr hilfreich unterstützen und verbessern. Die Wirksamkeit des Medikaments hängt allerdings ganz wesentlich von Ihrer persönlichen Einstellung dazu ab.

## Was bedeutet das für Sie?

Sollten Sie sich für eine medikamentöse Behandlung entscheiden, dann geben Sie sich Zeit, bis das Medikament wirkt. In der Regel kann man etwa drei Wochen nach einer Einnahme in der empfohlenen Tagesdosierung die Wirkung beurteilen. Sollte Ihnen ein Medikament helfen, setzen Sie es nicht zu rasch wieder ab. Nach dem Erreichen einer stabilen Besserung sollten Sie Ihr Medikament mindestens vier, besser sechs Monate weiternehmen. Die Beendigung einer medikamentösen Therapie sollte immer schrittweise über mehrere Wochen erfolgen. Sprechen Sie all diese Schritte mit Ihrem behandelnden Arzt ab.

# 10. Wie Sie rechtzeitig einen Rückfall erkennen

*Dinge wahrnehmen ist der Keim der Intelligenz.*
Laotse

Depressionen können wiederkehren. Daran tragen nicht Sie die Schuld, genauso wenig wie an einem erneuten grippalen Infekt im übernächsten Winter! Wenn Sie einen drohenden Rückfall frühzeitig bemerken, können Sie gegensteuern und ein tieferes Abgleiten in eine erneute depressive Phase vermeiden. Deswegen ist es wichtig, Frühwarnzeichen zu erkennen! Sie sind daran zu erkennen, dass sich etwas in Ihrem Erleben verändert.

Folgende Frühwarnzeichen können auftreten:

- Müdigkeit, Energieverlust und Erschöpfungsgefühle
- Rückzugsverhalten und Ruhebedürfnis, Absagen von Verabredungen
- Grübelneigung und ein vermehrtes Sichsorgen
- Gedanken wie: »Ich schaff das nicht mehr, mir wird alles zu viel.«
- Bedrückte oder vermehrt gereizte Stimmung
- Vermehrte Gefühle von Sinnlosigkeit
- Unerklärliche Ängstlichkeit
- Verlust an Selbstvertrauen, Selbstzweifel
- Verlust an Interessen, die bisher Freude bereitet haben
- Ein- oder Durchschlafstörungen, unter Umständen mit deutlich früherem Erwachen und morgendlichen Anlaufschwierigkeiten oder auch ein vermehrtes Schlafbedürfnis und Liegenbleiben im Bett

- Nachlässigkeit in alltäglichen Verpflichtungen, zum Beispiel auch in der regelmäßigen Einnahme wichtiger Medikamente
- Weniger auf sein Äußeres achten
- Sich dunkel kleiden
- Beginnende Konzentrationsschwierigkeiten
- Weniger sexuelle Lust
- Veränderungen im Appetit
- Innere Unruhe, Nervosität
- Nachlassende Leistungsfähigkeit
- Dinge in negativer Weise auf sich beziehen
- Auftreten von körperlichen Beschwerden, für die keine organische Ursache gefunden werden kann
- Veränderungen im üblichen Tagesablauf
- Vermehrtes Nutzen von Suchtmitteln wie Alkohol, PC, Nikotin etc. zur Beruhigung

Sollten Sie mehrere dieser Frühwarnzeichen an mehreren Tagen hintereinander bei sich entdecken oder von anderen darauf aufmerksam gemacht werden, dass Sie »irgendwie anders« geworden sind, nehmen Sie das ernst und suchen Sie nach Hilfen! In jedem Fall sollten Sie nun kürzertreten, sich Abstand von Belastungen gönnen, vermehrt Pausen einlegen. Vor allem der Schlaf ist ein wichtiger Indikator für Veränderungen. Sollten Schlafstörungen über mehrere Tage anhalten, ist erhöhte Achtsamkeit angesagt! Greifen Sie spätestens jetzt auf die Vorschläge zur Schlafhygiene zurück und setzen Sie gegebenenfalls auch schlaffördernde Medikamente ein. Dies können zunächst auch gerne pflanzliche Präparate sein, die erst dann durch stärker wirkende ersetzt werden sollten, wenn sie nicht (mehr) wirken. Sprechen Sie auf jeden Fall mit Ihrem Arzt, welche Medikamente für Sie geeignet sind. Greifen Sie an dieser Stelle nicht zum Alkohol!

Seien Sie mit sich freundlich, schrauben Sie Ihre Ansprüche herunter und planen Sie vermehrt angenehme Aktivitäten. Erkennen Sie Ihre Belastungsgrenzen und sorgen Sie für Abhilfe, wenn Sie überfordert sind. Greifen Sie dabei auch auf die Unterstützung anderer zurück. Sollte innerhalb einer Woche keine Besserung eintreten oder sich die Symptome sogar verschlechtern, suchen Sie Ihren Arzt auf!

Es ist sehr hilfreich, wenn Sie sich in »guten Zeiten« einen Krisenplan zurechtlegen, indem Sie sich konkrete Gegenmaßnahmen bei aufkommender Stimmungsverschlechterung aufschreiben, wie zum Beispiel: »Wenn ich die Lust am Sport verliere, rufe ich Manfred an und verabrede mich zum Badminton«, »Wenn der Appetit nachlässt, gehe ich mit Heike zu meinem Lieblingsitaliener«, »Spätestens nach der dritten schlechten Nacht halte ich mich an die Schlafhinweise und nehme ein Hopfen-Baldrianpräparat.«

Genauso unterstützend ist eine Liste von angenehmen Aktivitäten. Achten Sie darauf, dass dabei auch genügend Aktivitäten mit anderen dabei sind, weil gerade jetzt das Erleben von Gemeinschaft und Verbundenheit wichtig ist (siehe Kapitel 8.8, »Gemeinsam ist man weniger allein – Beziehungen pflegen«).

## Auf den Punkt gebracht

Eine erneute depressive Erkrankung ist kein persönliches Versagen, es trifft viele Menschen. Allerdings können Sie darauf achten, Frühwarnzeichen zu erkennen, und rechtzeitig Gegenmaßnahmen ergreifen.

### Was bedeutet das für Sie?

Lesen Sie aufmerksam die oben stehende Liste durch und schlagen Sie hier nach, wenn Sie ein »komisches« Gefühl bekommen. Sollten Sie bereits aus früheren Zeiten Hinweise auf einen Rückfall kennen, notieren Sie diese auf Ihrer persönlichen Liste oder unterstreichen Sie in der obigen Liste *Ihre persönlichen Frühwarnzeichen*. Sie sind von Mensch zu Mensch verschieden. Beziehen Sie Ihren Partner und Freunde in die Vorbeugung ein und bitten Sie sie, Sie auf Veränderungen im Sinne der Frühwarnzeichen – insbesondere auf die für Sie typischen – hinzuweisen. Machen Sie sich bewusst, dass der andere Sie nicht damit ärgern will, wenn er Sie auf Veränderungen hinweist. Vier oder sechs Augen sehen mehr als zwei, vor allem wenn es sich dabei um die eigenen handelt. Handeln Sie lieber früher als später!

Schreiben Sie in guten Zeiten auf, welche Aktivitäten bei Ihnen mit besonders positiven Gefühlen einhergehen.

# 11. Wann Sie eine Psychotherapie brauchen und wie Sie den Weg dorthin finden

*Güte in den Worten erzeugt Vertrauen.*
*Güte beim Denken erzeugt Tiefe.*
*Güte beim Verschenken erzeugt Liebe.*
Laotse

Fast alle Studien über die Behandlung von Depressionen belegen die Wirksamkeit von Psychotherapie! In der Rückfallprophylaxe ist sie einer rein medikamentösen Therapie deutlich überlegen. Das ist nachvollziehbar, weil es ja darum geht, sich mithilfe eines Therapeuten oder einer Therapeutin Bewältigungskompetenzen zu erarbeiten, die speziell auf die eigene Person zugeschnitten sind. Auch wenn es viele grundsätzlich hilfreiche Bausteine der Depressionstherapie gibt, sollte die wichtigste Erfahrung von Psychotherapie stets die sein, selbst wesentlich zur Besserung beigetragen zu haben. Psychotherapie ist Hilfe zur Selbsthilfe, sie soll die Erfahrung von Selbstwirksamkeit immer wieder ermöglichen.

Auf der anderen Seite benötigt nicht jeder eine Psychotherapie. Wenn sich zum Beispiel die Symptomatik rasch bessert, genügend eigene Ressourcen zur Verfügung stehen und die soziale Einbindung durch Freundeskreis, Familie und Partnerschaft trägt, kann darauf gut verzichtet werden. Wenn allerdings biographische Belastungen oder gar Traumatisierungen auftauchen, die Depression länger als drei Monate dauert und es sich vielleicht bereits um die zweite oder dritte Episode handelt, dann bewährt sich in der Regel die Unterstützung durch eine Psychotherapie auch in vorbeugender Hinsicht. Dies gilt auch, wenn es sonst wenig Halt im sozialen Umfeld gibt.

Sollten Sie bereits ambulante Maßnahmen nutzen und Ihre Depression sich dennoch nicht bessern oder sollten Selbstmordabsichten hinzutreten, dann ist eine stationäre Aufnahme meist notwendig. Hierfür stehen psychiatrische (sofortige Aufnahme möglich) und psychosomatische Kliniken (in der Regel mit Wartezeit) zur Verfügung. Wenn der depressive Zustand nicht mehr auszuhalten ist und Selbstmordgedanken drängend werden, sollten Sie sich an eine psychiatrische Klinik wenden. Wenn dies nicht der Fall ist und Sie offen für unterschiedliche Angebote von Körper-, Kunst- und Gruppenpsychotherapie sind, eignet sich eine psychosomatische Klinik. Im Anschluss daran ist es häufig sinnvoll, die begonnene psychotherapeutische Arbeit im Rahmen einer ambulanten Psychotherapie fortzusetzen. Sie erhalten so auch weiterhin Unterstützung und Begleitung bei der Lösung Ihrer persönlichen Probleme und Konflikte.

Für die Suche nach einem geeigneten Therapeuten oder einer geeigneten Therapeutin können folgende Hinweise nützlich sein:

Es gibt psychologische und ärztliche Psychotherapeuten.* Sie können grundsätzlich zu beiden gehen. Die ärztlichen Psychotherapeuten können verschiedene Facharzttitel haben, zum Beispiel Arzt für Psychotherapeutische Medizin, Arzt für Psychiatrie und Psychotherapie oder auch nur ärztlicher Psychotherapeut. Der Anteil der psychologischen Psychotherapeuten in der ambulanten Versorgung liegt bei circa 70 Prozent.

---

* Im Nachfolgenden habe ich zur Vereinfachung die männliche Form gewählt, natürlich sind Psychotherapeutinnen und Ärztinnen in gleicher Weise gemeint.

Die verschiedenen Regionen sind unterschiedlich gut mit niedergelassenen Psychotherapeuten versorgt. Es ist auch in gut versorgten Regionen damit zu rechnen, dass Sie längere Zeit auf einen Therapieplatz bei einem Psychotherapeuten Ihrer Wahl warten müssen. Deshalb sollten Sie sich so schnell wie möglich auf die Suche begeben, um nicht unnötig Zeit zu verlieren. Am besten sofort! Dafür gibt es folgende Möglichkeiten:

- Ihre Krankenkasse hat eine Liste der in Ihrer Region niedergelassenen psychologischen und ärztlichen Psychotherapeuten. Manche Kassen verfügen auch über Hinweise auf freie Therapieplätze.
- Die Kassenärztlichen Vereinigungen und die Landespsychotherapeutenkammern der jeweiligen Bundesländer bieten auf ihren Homepages Psychotherapeutensuchfunktionen, manche sind Ihnen sogar bei der Suche nach freien Plätzen behilflich. Ein Anruf lohnt sich also.
- Sie können auch Ihren Hausarzt fragen oder Freunde/ Bekannte, die schon eine Psychotherapie gemacht haben, ob sie einen Psychotherapeuten empfehlen können.
- Fragen Sie nach Ausbildungsambulanzen für Psychotherapie in Ihrer Region. Dort bekommen Sie meist rasch einen Platz. Keine Sorge: Es ist erwiesen, dass Berufsanfänger durch ihr großes Engagement sehr erfolgreich sind!
- In Einzelfällen kann Ihnen Ihre Klinik nach einem stationären Aufenthalt einen Psychotherapeuten vorschlagen, mit dem diese zusammenarbeitet.
- Unter folgenden Links können Sie auf den Webseiten von Traumafachverbänden selbstständig nach Traumatherapeuten suchen, wenn dieses Thema in Ihrem Fall eine wichtige Rolle spielt:

http://www.emdria.de
http://www.psychotraumatologie-aktuell.de/beratungsstelle/therapeutenliste
http://www.degpt.de/therapeutinnen-suche
http://www.triregionet.info/therapeutenliste

Die Bundespsychotherapeutenkammer hat einen sehr guten Ratgeber »Wege zur Psychotherapie« herausgegeben. In diesem Ratgeber wird unter anderem die Frage erörtert, wann eine psychische Erkrankung vorliegt, es werden die verschiedenen Therapieformen beschrieben, ebenso wird die Kostenfrage besprochen etc. Diesen 38-seitigen Ratgeber können Sie kostenlos unter folgendem Link herunterladen: http://www.lpk-bw.de/patienteninfo.html

Vor Aufnahme jeder Psychotherapie ist es sinnvoll und notwendig, Vorgespräche zu führen. Sie können mit einem Therapeuten bis zu fünf Therapiesitzungen zur Probe machen und müssen sich dann erst entscheiden, ob Sie bei diesem Therapeuten Ihre Psychotherapie beginnen wollen. Sie sollten bei einem Therapeuten nur dann eine Therapie machen, wenn Sie in den Vorgesprächen merken, dass Sie zu diesem Therapeuten eine vertrauensvolle Beziehung aufbauen können.

Kriterien dafür sind zum Beispiel:

- Ich fühle mich mit meinem Anliegen ernst genommen, ich habe den Eindruck, der Therapeut versteht mich, der Kontakt zu ihm ist gut.
- Der Therapeut ist mir sympathisch und ich habe den Eindruck, dass er mich auch sympathisch findet. Es entsteht das Gefühl, dass die »Chemie stimmt«.
- Wenn dies nicht so ist, sollten Sie weitere Vorgespräche bei anderen Psychotherapeuten führen, bis Sie jemanden gefunden haben, der zu Ihnen passt.

Die Psychotherapieforschung hat bewiesen, dass eine gute und vertrauensvolle Beziehung zu Ihrem Psychotherapeuten wesentlich den Erfolg Ihrer Therapie bestimmt.

Auch wenn Sie unter Druck stehen, bald einen Therapieplatz zu bekommen, sollten Sie bei dieser Wahl ehrlich und sorgfältig vorgehen. Es hat keinen Sinn, eine Psychotherapie mit einem Therapeuten zu beginnen, zu dem Sie nicht wirklich Vertrauen haben. Um Wartezeiten zu verkürzen, können Sie auch mit mehreren Therapeuten gleichzeitig Vorgespräche vereinbaren.

Nach Ihrer Zustimmung wird der Psychotherapeut dann bei der Krankenkasse einen Antrag für diese Therapie einreichen; der Therapeut kann die Kosten der Therapie direkt mit der Kasse abrechnen, ebenso die Vorgespräche. Sie selbst müssen bei alldem nichts zahlen. Dies ist allerdings nur der Fall, wenn der Therapeut eine Kassenzulassung hat. Dies sollten Sie bei der Suche nach einem geeigneten Therapeuten immer vorab klären.

Da es zu wenige Psychotherapeuten mit Kassenzulassung gibt, gibt es noch eine andere Möglichkeit der Kostenübernahme durch die Krankenkasse: das sogenannte Kostenerstattungsverfahren. Hierzu gibt es unter anderem ein Sozialgerichtsurteil, das darauf hinweist, dass eine mehr als zehnwöchige Wartezeit auf einen Psychotherapieplatz nicht zumutbar ist!

Wenn Sie also nachweisen können, dass Sie schon bei mehreren Psychotherapeuten mit Kassenzulassung erfolglos um einen Therapieplatz nachgefragt haben und dringend eine Behandlung benötigen (durch eine Bescheinigung Ihres Hausarztes oder besser noch Psychiaters bestätigt), können die gesetzlichen Krankenkassen auch bei Psychotherapeuten, die keine Kassenzulassung haben, die Kosten der Behandlung übernehmen. Diese Psychotherapeuten müssen auch über eine Approbation verfügen, haben aber keine Kassenzulassung; sie arbeiten in einer Privatpraxis. Beachten Sie dabei, dass die allermeisten Psychotherapien (es gibt viele hundert Methoden und Richtungen in der Psychotherapie) wie zum Beispiel Gesprächspsychotherapie, verschiedene Körpertherapien, Kunsttherapie und viele andere auch im Rahmen des Kostenerstattungsverfahrens nicht zugelassen sind. Dieses bezieht sich nur auf die sogenannte Richtlinien-Psychotherapie – Psychoanalyse, tiefenpsychologisch fundierte Psychotherapie und Verhaltenstherapie!

Für welche Richtung von Psychotherapie Sie sich entscheiden, hängt nur bedingt von deren Inhalt ab. Ich sage das bewusst, auch wenn mir hier sicherlich einige Therapeuten widersprechen werden. Wichtiger als die therapeutische Schule ist die vertrauensvolle Beziehung zwischen Therapeut und Patient. Außerdem verfügt jeder erfahrene Psychotherapeut oder jede Psychotherapeutin über ein breites Spektrum an Methoden und Vorgehensweisen, das meist über das am Eingangsschild Eingravierte hinausgeht.

Sie müssen sich deshalb zuerst von Ihrer gesetzlichen Krankenkasse eine Einwilligung zu einer solchen Abrechnung per Kostenerstattung schriftlich einholen. Dann stellen Ihnen die Psychotherapeuten eine Rechnung für Ihre Behandlung aus, die Sie bei der Kasse einreichen können. Weitere Information zur Kostenerstattung erhalten Sie bei den Landespsychotherapeutenkammern.

Neben der Psychotherapie gibt es auch Beratungsstellen (kirchliche und kommunale), die Ihnen gegebenenfalls weiterhelfen können. In Beratungsstellen arbeiten ebenfalls gut ausgebildete Psychotherapeuten. Im Unterschied zur Psychotherapie zahlen Sie hier in der Regel einen geringen Eigenanteil. Auch ist die Anzahl der Gespräche in der Regel kürzer. Wenn Sie ein eng umschriebenes Anliegen haben, reicht das oft. Mit Sicherheit ist die meist deutlich kürzere Wartezeit auf einen ersten Termin ein Vorteil.

Sicher haben Sie auch schon von der Telefonseelsorge gehört. Die Mitarbeiter, die rund um die Uhr zur Beratung zur Verfügung stehen, sind ebenfalls gut geschult. Auch das ist eine wichtige Anlaufstelle, die schon vielen Menschen geholfen hat. Manchen erleichtern die Anonymität und auch die Beschränkung auf einen rein auditiven Kontakt den Einstieg in Beratung oder Psychotherapie. Sie erreichen die Telefonseelsorge kostenfrei unter folgenden Nummern: 0800/1110111 und 0800/1110222.

In besonderen Krisensituationen sollten Sie sich direkt an eine Akutklinik für Psychiatrie und Psychotherapie wenden, die es in jeder Region gibt. Manchmal reicht schon eine Aufnahme für nur eine Nacht, um am nächsten Tag die Welt wieder mit klareren Augen zu sehen. Ein längerer stationärer Aufenthalt ist oft gar nicht nötig. Vielfach ist aber der Besuch einer Tagesklinik sinnvoll, in der Sie wochentags und tagsüber psychotherapeutisch begleitet werden. Am Abend und am Wochenende werden Sie wieder in Ihren Alltag entlassen. Das hat den Vorteil, den Kontakt zu Freunden, Familie und Lebensalltag nicht zu verlieren.

## Auf den Punkt gebracht

Es gibt unterschiedliche Wege zu einem psychotherapeutischen Behandlungsangebot: psychiatrische Akutkliniken für den krisenhaften Notfall, psychosomatische Kliniken für eine längere Auszeit unter therapeutischer Begleitung, um Lebenskrisen, Belastungen der Vergangenheit (Traumata), Arbeitsplatzkonflikte, körperliche Beschwerden ohne medizinische Ursache oder den Verlust körperlicher Unversehrtheit zu bearbeiten, ambulante Psychotherapie für eine längerfristige Begleitung und zum Beispiel

Aufarbeitung traumatischer Lebenserfahrungen, Beratungsstellen und Telefonseelsorge für enger umschriebene Anliegen.

## Was bedeutet das für Sie?

Haben Sie bitte Geduld, wenn Sie nicht rasch einen Psychotherapieplatz finden. Auch wenn es manchmal eine Zumutung ist, um »Hilfe anzustehen«, tun Sie es dennoch, es lohnt sich! Und: Nehmen Sie Ihre eigene Wahrnehmung ernst, indem Sie gut darauf achten, ob die Psychotherapeutin oder der Psychotherapeut wirklich zu Ihnen passt. Wenn die »Chemie stimmt«, ist das schon die halbe Miete.

# 12. Anregungen für Partner und Freunde

*Behandle jeden so, wie du selbst behandelt werden möchtest.*

Konfuzius

Die meisten Menschen können sich leichter in einen Beinbruch oder einen fieberhaften Infekt einfühlen als in eine Depression. Das ist verständlich und normal, auch deshalb, weil man dem oder der Betroffenen die Depression zunächst gar nicht anmerkt.

Die nächsten Seiten richten sich deshalb an Angehörige und Partner beziehungsweise Partnerinnen von depressiv erkrankten Menschen, weil eine Depression nicht nur den Betroffenen, sondern auch seine Partnerschaft und Familie belastet. Einen depressiven Angehörigen zu begleiten, erfordert Geduld und Einfühlungsvermögen in eine Welt, die Außenstehenden meist fremd ist. Genauso braucht ein Begleiter Verständnis und Unterstützung.

## Verständnis und Information

Machen Sie sich bewusst, dass Depressionen ernst zu nehmende Erkrankungen sind wie beispielsweise eine Herzkrankheit oder ein komplizierter Beinbruch. Niemand wird absichtlich depressiv! Depressionen beeinträchtigen nicht nur die Stimmung, sondern das gesamte Erleben und Verhalten des Erkrankten. So verändern sich fast immer auch der Schlaf, der Appetit und die Sexualität. Sollten Sie diese Veränderungen bei Ihrem Partner oder Ihrer Partnerin wahrnehmen, sprechen Sie sie an (siehe Kapitel 10: »Wie Sie rechtzeitig einen Rückfall erkennen«) und vereinbaren Sie dann einen Termin bei Ihrem Hausarzt! Wenn möglich, begleiten Sie Ihren Angehörigen dorthin, so erhalten auch Sie wichtige Informationen, können Verständnis entwickeln und bleiben in Kontakt mit Ihrem Angehörigen.

Die Gefühlswelt von depressiv erkrankten Menschen besteht oft aus Pessimismus, Schuldgefühlen und mangelndem Selbstvertrauen. Deswegen zieht sich ein vielleicht ehemals lebensfroher, realistisch denkender und dynamischer Mensch immer weiter in sein Schneckenhaus zurück und kann zunehmend emotional starr und körperlich passiv werden. Ein Außenstehender könnte dabei auf die Idee von Charakterschwäche, Wehleidigkeit oder Faulheit kommen und, wenn er diese Vermutung äußert, die Not des Gegenübers dadurch vergrößern.

Machen Sie sich und Ihrem Gegenüber immer wieder bewusst, dass Schuldgefühle zur Depression gehören, dass sie allerdings nichts mit wirklicher Schuld zu tun haben und es deswegen auch keinen Grund gibt, sich von der Außenwelt zurückzuziehen. Fordern Sie Ihren Partner deswegen auch nicht dazu auf, sich zusammenzureißen, und seien Sie zurückhaltend mit guten Ratschlägen. Das verstärkt vielmehr Schuldgefühle. Bleiben Sie in Kontakt und haben Sie Geduld!

Depressionen können auch körperliche Beschwerden, Krankheitsängste und oft auch Schmerzen bedingen, für die Ärzte keine körperliche Ursache finden. Sie sind nicht »eingebildet« – so etwas gibt es übrigens gar nicht –, sondern Teil der Krankheit.

## Begleiten

Einfach mal abschalten gelingt deshalb nicht, weil das Grübeln depressive Menschen oft quälend begleitet. Das gilt auch während einer tollen Urlaubsreise. Durch die eingeschränkte Erlebnis- und Freudefähigkeit kann ein gut gemeintes Highlight – zum Beispiel ein romantischer Sonnenuntergang am Traumstrand – zu einem emotionalen Tiefschlag werden. Der Betroffene sieht ihn durch die dunkle Brille, das Erlebnis deprimiert ihn eher noch mehr, weil er es nicht genießen kann.

Sorgen Sie vielmehr für das Beibehalten der täglichen Routine: morgens zur gleichen Zeit aufstehen (egal, wie kurz die Nacht für den Betroffenen war), Körperpflege, Mahlzeiten, Einkauf, Blumen gießen etc. Vermeiden Sie Aufforderungen wie »Du hast doch früher immer so gerne …« oder gar wertende und vergleichende Äußerungen wie: »Na, das ist ja wohl nicht zu viel verlangt«. Gut gemeinte Ratschläge können schnell zu emotionalen Tiefschlägen werden, die Gefühle von Versagen und Schuld fördern. Auch der Versuch, den Partner mit leeren Versprechungen wie »nächste Woche wird es dir schon viel besser gehen« zu beruhigen, können zum Bumerang werden. Appelle schließlich vergrößern die Kluft, der Betroffene fühlt sich unverstanden und schuldig.

Ermutigen Sie vielmehr zu gemeinsamen Dingen, die mit wenig Aufwand verbunden sind: Musik hören, einen Film anschauen, ins Theater gehen, kleine Spaziergänge etc. Orientieren Sie sich dabei vor allem an Aktivitäten, die Ihnen und Ihrem Partner vor der Erkrankung Freude und Spaß bereitet haben, ohne dass Sie dies im Sinne eines versteckten Vorwurfs (siehe oben) formulieren, wie: »Na also, klappt doch.« Tun Sie es einfach. Nehmen Sie depressionsbedingte Verhaltensweisen wie Rückzug, eingeschränkte Freudefähigkeit oder sexuelle Unlust nicht persönlich!

Treffen Sie mit dem Betroffenen keine wichtigen Entscheidungen! Diese fallen durch die »depressive Brille« sicherlich anders aus als nach überstandener Krankheit.

## Hinweise zur Therapie

Es gibt vielfältige therapeutische Hilfen. Dazu zählen Psychotherapie, regelmäßige körperliche Bewegung, antidepressiv wirkende Medikamente und weitere Dinge, die Sie auch in diesem Buch finden.

Vielen Patienten fällt es schwer, täglich über einen langen Zeitraum hinweg Medikamente einzunehmen (siehe Kapitel zu Medikamenten). Unterstützen Sie den Betroffenen dabei und machen Sie sich bewusst, dass Antidepressiva erst nach circa 14 Tagen zu wirken beginnen und regelmäßig und sogar noch nach einer deutlichen Besserung der Depression für wenigstens vier bis sechs Monate weiter eingenommen werden müssen.

Ermutigen Sie auch zur Psychotherapie oder zu anderer professioneller Hilfe. Viele Betroffene vermeiden dies, weil sie fürchten, als »verrückt« zu gelten, von ihrem Umfeld abgelehnt oder verlacht zu werden. Machen Sie deutlich, dass diese Befürchtungen nicht gerechtfertigt sind und dass Hilfe annehmen zu können, sogar ein Zeichen von Stärke ist. Vielleicht kennen Sie Beispiele anderer Menschen, die wegen einer psychischen Erkrankung behandelt werden oder wurden und die davon profitieren. Machen Sie Ihrem Angehörigen Hoffnung, nach der Behandlung wieder ganz »der Alte« zu sein. Und bedenken Sie, dass jeder Behandlungsverlauf Schwankungen unterworfen ist!

Holen Sie sofort professionelle Hilfe, wenn Selbstmordabsichten geäußert werden. Damit sollten Sie sich nie alleine belasten.

## Für sich selbst sorgen

Ist Ihr Partner oder Ihre Partnerin über Monate hinweg depressiv, belastet die Krankheit auch Sie als Angehörige(n). Das ist normal! Machen Sie sich bewusst, dass selbst ein kurzer Krankheitsverlauf drei Monate dauert, viele Verläufe der depressiven Erkrankung aber sehr viel mehr Zeit benötigen! Deshalb ist es wichtig, dass Sie die Grenzen Ihrer Belastbarkeit kennen und sich Unterstützung holen. Tun Sie sich öfter etwas Gutes, pflegen Sie die Kontakte im Freundeskreis und organisieren Sie sich, wenn nötig, Hilfe. Sozialpsychiatrische Dienste und Tagesstätten für psychisch kranke Menschen bieten Hilfe, Beratung und Betreuung für Angehörige und ihre erkrankten Familienmitglieder. Auch gibt es an vielen Orten Selbsthilfegruppen für Angehörige. Sogar eine eigene psychotherapeutische Begleitung oder eine fokussierte Beratung über einen kürzeren Zeitraum stehen Ihnen zu, gerade dann, wenn Sie immer wieder von einem schlechten Gewissen geplagt werden.

## Auf den Punkt gebracht

Die Begleitung von depressiv erkrankten Menschen ist auch für Freunde und Angehörige eine Belastung, das liegt an der Erkrankung und nicht an der erkrankten Person. Keiner trägt hierfür die Schuld. Es ist gut, wenn Sie sich das immer wieder klarmachen und selbst gut für sich sorgen. Lesen Sie ruhig immer wieder die Ideen in diesem Kapitel durch. Tauschen Sie sich auch mit anderen aus. Nur wenn Sie gut für Ihr eigenes Wohlergehen sorgen, können Sie auch Ihren Angehörigen gut begleiten und eine längere depressive Phase an seiner Seite bewältigen.

## Was bedeutet das für Sie?

Stehen Sie zu Ihrer eigenen Belastung und holen Sie sich Unterstützung, wenn Sie alleine nicht mehr weiterkommen. Wenn Sie eine schwere Zeit gemeinsam bewältigen, kann das Ihre Beziehung stärken und festigen.

# 13. Zusammenfassung und Ausblick

*Wer sich abhetzt, wird nie Vollkommenheit erlangen.*
*Dazu gehört Ruhe und Stille.*
Aus Ägypten

Vielleicht haben Sie schon einmal ein grünes Rezept von Ihrer Ärztin oder Ihrem Arzt erhalten. Es sieht auf den ersten Blick wie ein herkömmliches Rezept aus, nur nicht rosa, sondern grün. Der wesentliche Unterschied besteht bei einem solchen Rezept darin, dass die darauf genannten Mittel meist von Ihnen selbst bezahlt werden müssen, weil sie nicht Teil des gesetzlichen Leistungskataloges sind. Ein solches Rezept wird deswegen vom Arzt verordnet, weil es durchaus wirksame Medikamente oder Therapiemaßnahmen empfiehlt, nur eben leider nicht auf Kosten der Krankenversicherung. So verordnet Ihre Ärztin oder Ihr Arzt Ihnen mit dem grünen Rezept eine nicht verschreibungspflichtige, aber dennoch für die Gesamtbehandlung nützliche Maßnahme – Medikamente, Heilmittel wie Bandagen oder therapeutische Maßnahmen wie Shiatsu, Osteopathie und vieles andere mehr.

In diesem abschließenden Kapitel ist mit dem grünen Rezept[41] etwas anderes gemeint. Es handelt sich dabei um ein Informations- und Aufklärungsblatt, das dazu dienen soll, Menschen, die von einer Depression betroffen sind, erste Hilfestellungen an die Hand zu geben und sie zu entlasten. Mit diesem Informationsblatt soll eine erste rasche Aufklärung erreicht werden, die mir wichtig erscheint, damit sich Betroffene im »Dschungel Depression« nicht verirren. Dieses grüne Rezept soll darüber hinaus entlasten, weil oft schon die Diagnose mit erheblichen Ängsten und Verunsicherung einhergeht, nicht selten auch mit Schuld- und Versagensgefühlen. Es dient auch dazu, Angehörigen, Freunden und der eigenen Familie einen ersten Überblick über die Thematik zu vermitteln. Sie können es also gerne auch andere lesen lassen.

Im Gegensatz zum beschriebenen ärztlichen grünen Rezept müssen Sie nichts bezahlen, vielmehr erhalten Sie etwas. Sie müssen auch keine Einnahme von Medikamenten oder anderen Maßnahmen strikt umsetzen, sondern dürfen die beschriebenen Ideen als »Erste-Hilfe-Maßnahmen« betrachten und nutzen. Es ist eine Art Zusammenfassung von vielem, was Sie in diesem Buch über Depression gehört haben.

## »Grünes Rezept« gegen Depression

- Herabgestimmtheit, vermehrte Reizbarkeit, Minderung an Interessen und Freude, Antriebsmangel und Energielosigkeit, Gefühle von Versagen, Appetitminderung, Gewichtsschwankungen, Schlafstörungen, sozialer Rückzug und diverse körperliche Beschwerden sind mögliche Ausdrucksformen einer Depression.
- Wenn Sie an einer Depression leiden, dann sind Sie kein Einzelfall: Mindestens 16 Prozent der Bevölkerung erkranken in ihrem Leben an einer schweren Depression. Zum gegenwärtigen Zeitpunkt sind es in Deutschland 5–10 Prozent (4 bis 8 Millionen).
- Auch wenn Sie sich momentan eher hoffnungslos fühlen, eine Depression lässt sich erfolgreich behandeln. Hierzu gibt es verschiedene Hilfestellungen wie Medikamente, Psychotherapie, regelmäßige Bewegung etc. (siehe Anregungen in diesem Buch).

- Oftmals fühlt man sich in einer Depression wie in einem heftigen Gewitter. Alles ist schwarz, die Sonne nicht mehr zu sehen. Dennoch zieht jedes Gewitter vorbei. Dies gilt mit hoher Wahrscheinlichkeit auch für Ihre Depression.
- Ausgeprägtes Grübeln verbunden mit sozialem Rückzug verstärkt in der Regel depressive Gefühle. Nehmen Sie solche Tendenzen zunächst einfach freundlich wahr und versuchen Sie sie zu unterbrechen. Planen Sie ablenkende Aktivitäten und halten Sie einen möglichst geregelten Tagesablauf ein.
- Vermeiden Sie längeres Schlafen in den Vormittag hinein. Auch wenn der Nachtschlaf gestört ist, schlafen Sie am Tag nicht länger als 20 Minuten. Sie verstärken sonst die Depression und stören den Schlaf der kommenden Nacht. (Viele weitere Informationen hierzu im Kapitel »Essen, Trinken, Schlaf und Schlafhygiene«.)
- Betrachten Sie depressive Symptome als Einladungen zum Innehalten und Pausemachen. Fragen Sie sich, welche Belastungen Sie vermindern können (Kapitel 6 und 8.6).
- Vermeiden Sie regelmäßiges Trinken von Alkohol zur Problembekämpfung und auch zur Verbesserung des Nachtschlafes. Beides kann sich als Bumerang erweisen und neue Probleme mit sich bringen. So erleichtert Alkohol beispielsweise zwar das Einschlafen, verändert allerdings die »Schlafarchitektur«, insbesondere in der zweiten Nachthälfte, so dass hierdurch vermehrtes Aufwachen und letztlich vermehrte Depressivität resultieren.
- Überprüfen Sie, ob es vor der Depression bedeutsame Einschnitte in Ihrem Leben gab. Machen Sie sich bewusst, dass Depressionen oftmals Reaktionen auf Verluste sind – Verluste von Menschen, vom Arbeitsplatz

oder durch einen Wohnortwechsel. Ja sogar freudige Ereignisse wie eine Hochzeit oder die Geburt eines Kindes können das Seelenleben durcheinanderbringen.

- Machen Sie sich bewusst, dass eine Depression nichts mit eigenem Versagen, persönlicher Schwäche oder Unfähigkeit zu tun hat.
- Jeder Mensch kann im Laufe seines Lebens an einer Depression erkranken. Eine Depression ist eine zutiefst menschliche Reaktion und eine besondere menschliche Fähigkeit, auf Belastungen und Veränderungen zu reagieren. Holen Sie sich Hilfe und Unterstützung, sowohl bei Freunden als auch bei professionellen Helfern: bei Beratungsstellen, PsychotherapeutInnen oder bei psychiatrischen oder psychosomatischen Kliniken (Kapitel 11).

Rainer Maria Rilke[42] hat in einem Brief an einen jungen suchenden Dichter etwas beschrieben, was Sie vielleicht zum Abschluss dieses Buches ermutigen kann, mit sich selbst mehr Geduld zu haben und dabei die Hoffnung nicht zu verlieren. Diese Fähigkeiten sind im Umgang mit einer Depression von zentraler Bedeutung.

Man muss den Dingen die eigene, stille ungestörte Entwicklung lassen,
die tief von innen kommt
und durch nichts gedrängt oder beschleunigt werden kann;
alles ist Austragen – und dann Gebären.

Reifen wie der Baum, der seine Säfte nicht drängt
und getrost in den Stürmen des Frühlings steht,
ohne Angst, dass dahinter kein Sommer kommen könnte.

Er kommt doch!

Aber er kommt nur zu den Geduldigen,
die da sind, als ob die Ewigkeit
vor ihnen läge,
so sorglos, still und weit ...

Man muss Geduld haben gegen das Ungelöste im Herzen,
und versuchen, die Fragen selber lieb zu haben,
wie verschlossene Stuben
und wie Bücher, die in einer sehr fremden Sprache geschrieben sind.

Es handelt sich darum, alles zu leben.
Wenn man die Fragen lebt, lebt man vielleicht allmählich,
ohne es zu merken,
eines fremden Tages
in die Antworten hinein.

# 14. Dank und Anmerkungen

Vielen meiner Arbeitskollegen und Arbeitskolleginnen bin ich zu Dank verpflichtet, weil ich durch die Zusammenarbeit mit ihnen auf unterschiedliche Weise lernen konnte und dies bis heute tue.

Auf meinem Lebensweg hatte ich das Glück, zahlreichen Lehrerinnen und Lehrern zu begegnen oder aus Büchern und Vorträgen zu lernen. All diese Einflüsse finden sich in den Überlegungen dieses Buches wieder, auch wenn ich oft gar nicht mehr weiß, von wem ich was gelernt habe, und mir vieles selbst zur zweiten Natur geworden ist. Ihnen allen möchte ich danken, ohne dass ich sie beim Namen nennen will, weil jeder Versuch unvollständig bliebe.

Der Forschungsgruppe »German Impact« in Freiburg mit Frederike Bjeregaard, Antje Firus, Lars Hölzel und Lyn von Zepelin danke ich für die Einblicke in ihr Forschungsprojekt und ihre Schulungsunterlagen.

Meiner Frau Antje möchte ich von Herzen danken, weil sie nicht nur eine kritische und konstruktive Leserin meines Manuskriptes war, sondern mich seit vielen Jahren durchs Leben begleitet. Viele Anregungen entstehen häufig »unterwegs« und sind auch in diesem Buch wiederzufinden.

Meiner Lektorin Frau Hermann möchte ich für die aufmerksame, unterstützende und feinfühlige Art und Weise ihres Lektorats danken, auch für die Anregung zu diesem Buch.

Allen Leserinnen und Lesern möchte ich dafür danken, dass Sie sich die Zeit für das Lesen dieses Buches genommen haben und sich damit mutig dem Thema »Depression« gestellt haben. Falls Sie selbst von einer Depression betroffen sind, wünsche ich Ihnen, dass Sie bald wieder Land sehen.

## Anmerkungen

1 Christine Ruppert (siehe Zitatnachweise)
2 Bschor et al., 2014
3 Reischies et al., 2014
4 vgl. Bschor et al., 2014
5 vgl. Möller-Leimkühler, 2011
6 Frankl, 1985
7 vgl. Firus et al., 2012
8 Statistisches Bundesamt, 2012
9 Firus, 2015
10 Focus 3/2010 in Bezug auf die DAK-Versicherten
11 Mattejat und Remschmidt, 2008
12 Mattejat und Remschmidt, 2008
13 vgl. Firus, 2015
14 vgl. Lehrer, 2010
15 vgl. Sieberer et al., 2010
16 Firus, 2015
17 Spitzer, 2015
18 vgl. Germer, 2013, S. 33
19 vgl. Seligman, 2002, S. 131
20 Gebser, 1986 (siehe Zitatnachweise)
21 Frankl, 1982, S. 33
22 Siehe Firus et al., 2012
23 Germer, 2013, S. 14
24 Germer, 2013, S. 110
25 vgl. Germer, 2013, S. 111f.
26 vgl. Germer, 2013, S. 180
27 vgl. Germer, 2013, S. 96
28 vgl. Lukowski, 2013
29 Siegmund-Schultze, 2013
30 Siegmund-Schultze, 2013
31 Broocks und Rieckmann, 2014
32 vgl. Lukowski, 2013
33 Watzlawick, 2007
34 vgl. Firus et al., 2012
35 vgl. hierzu Katrin Modabber, www.lebenslinien.org
36 vgl. hierzu Hartmut Rosa, 2015
37 Frankl, 1985
38 vgl. hierzu Firus et al., 2012, Kapitel »Innere Anteile«
39 Versorgungsleitlinie S-3 zur Depression
40 Landgrebe und Hajak, 2015
41 in Anlehnung an Härter und Tausch, 1998
42 Rilke, 1981

## Literatur


Antonovsky, A. (1989). Die salutogenetische Perspektive. Zu einer neuen Sicht von Gesundheit und Krankheit. Medicus 2, 51–7

Antonovsky, A., Franke A. (1997). Salutogenese: Zur Entmystifizierung der Gesundheit. Dgvt-Verlag, Tübingen

Bauer, J. (2005). Warum ich fühle, was du fühlst. Intuitive Kommunikation und das Geheimnis der Spiegelneurone. Hoffmann und Campe, Hamburg

Begley, S. (2010). Neue Gedanken – neues Gehirn. Die Wissenschaft der Neuroplastizität beweist, wie unser Bewusstsein das Gehirn verändert. Goldmann, München

Berger, M. (1999). Psychiatrie und Psychotherapie. Urban und Schwarzenberg, München

Broocks, A. und Rieckmann P. (2014). Körperliche Aktivität hält auch die Psyche gesund. Info Neurologie und Psychiatrie, 2014, 16 (10)

Bschor, T. et al. (2014). Chronische und therapieresistente Depression. Deutsches Ärzteblatt, Jg. 111, Heft 45, Nov. 2014

Bundespsychotherapeutenkammer (2013). Wege zur Psychotherapie. Berlin. www.bptk.de

Csikszentmihalyi, M. (2010). Flow – das Geheimnis des Glücks. Klett-Cotta, Stuttgart

Dupree, E. (2011). Ho'oponopono. Das hawaiianische Vergebungsritual. Schirner, Darmstadt

Firus, C. (2015). Verabredung mit dem Glück. Patmos, Ostfildern

Firus, Schleier, Geigges, Reddemann (2012). Traumatherapie in der Gruppe, Klett-Cotta, Stuttgart

Firus, C. (1992). Der Sinnbegriff der Logotherapie und Existenzanalyse und seine Bedeutung für die Medizin. Centaurus, Pfaffenweiler

Frankl, V. (1982). Trotzdem ja zum Leben sagen. dtv, München

Frankl, V. (1985). Ärztliche Seelsorge. Grundlagen der Logotherapie und Existenzanalyse. Fischer, Frankfurt

Gebser, J. (1986). Gesamtausgabe, Band 7, S. 29, Herausgeber der Gesamtausgabe: Rudolf Hämmerli

Germer, C. (2013). Der achtsame Weg zur Selbstliebe. Arbor, Freiburg i. Breisgau

Grawe, K. (2004). Neuropsychotherapie. Hogrefe, Göttingen

Härter und Tausch (Hrsg.) (1998). Qualitätszirkel erfolgreich gestalten, Folie 24. Springer, Heidelberg

Härter, M. et al. (2010). Unipolare Depression. Deutsches Ärzteblatt, Jg. 107, Heft 40, Okt. 2010

Hüther, G. (2006). Die Macht der inneren Bilder. Vandenhoeck & Ruprecht, Göttingen

Kabat-Zinn, J. (2011). Gesund durch Meditation. Knaur, München

Landgrebe, M. und Hajak, G. (2015). Emotionale Verflachung unter antidepressiver Therapie. DNP – Der Neurologe und Psychiater, 16 (6), 2015

Lehrer, J. (2010). Vom Nutzen der Schwermut. Frankfurter Allgemeine, Faz.Net, 09.03.10

Lukowski, T. (2013). Sport und Psyche – Positive psychische Wirkung und wichtige Therapiebausteine. DNP – Der Neurologe und Psychiater, 2013, 14 (7–8)

Mattejat, F., Remschmidt, H. (2008). Kinder psychisch kranker Eltern, Deutsches Ärzteblatt 2008; 105 (23): 413–8

Modabber, K. www.lebenslinien.org

Möller-Leimkühler, A. M. (2011). Wenn die starke Fassade bröckelt. Neurotransmitter, 4/2011

Reddemann, L. (2001). Imagination als heilsame Kraft. Zur Behandlung von Traumafolgen mit ressourcenorientierten Verfahren. 16. Aufl. 2012. Klett-Cotta, Stuttgart

Reddemann, L. (2006). Überlebenskunst. 6. Aufl. 2011. Klett-Cotta, Stuttgart

Reddemann, L. (2007). Eine Reise von 1000 Meilen beginnt mit dem ersten Schritt. Herder, Freiburg

Reischies, F., (2014). Depression – den Patienten wieder ins Leben führen. Nervenheilkunde, 1–2/2014, Schattauer, Stuttgart

Rilke, R. M. (1981). Briefe an einen jungen Dichter, Insel, Frankfurt a. M.

Rosa, H. (2015) Auf dem deutschen evangelischen Kirchentag in Stuttgart in einem Streitgespräch mit Joachim Gauck

S-3-Leitlinie Unipolare Depression, http://www.awmf.org/leitlinien/detail/ll/nvl-005.html

Seiwert, L. (2003). Don't hurry, be happy. In 5 Schritten zum Lebenskünstler. Gräfe & Unzer, München

Seligman, M. (2002). Der Glücksfaktor. Bastei Lübbe, Bergisch-Gladbach

Sieberer, M. et al. (2010). Interkulturelle Aspekte der Depression bei Migranten. DNP-Zeitschrift, 12/10

Siegmund-Schultze, N. (2013). Bewegung wirkt wie ein Medikament. Deutsches Ärzteblatt, Jg. 110, Heft 7, Feb. 2013

Spitzer, M. (2015). Schlaflos mit Blaulicht. Nervenheilkunde 7/15. Schattauer, Stuttgart

Storch, M., Krause, F. (2011). Selbstmanagement – ressourcenorientiert, 4. Auflage, Huber, Bern

Watzlawick, P. (2007). Anleitung zum Unglücklichsein. Piper, München

## Zitatnachweise

S. 6: Christine Ruppert, Düsseldorf, © bei der Autorin

S. 73: © Jean Gebser, Jean Gebser Reihe, Band 4, Chronos Verlag, 2020, Herausgeber Rudolf Hämmerli und Elmar Schübl